Maren Franz

Schwarzkümmel
Heilkraft aus der Natur

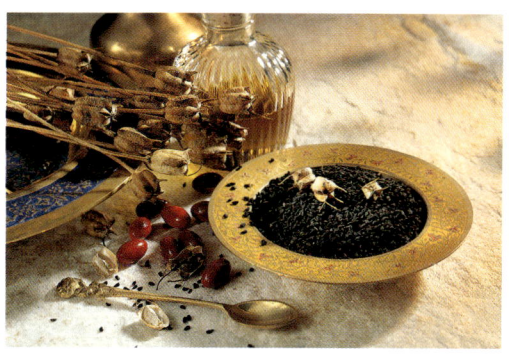

Vorbeugen, heilen und pflegen

- Immunsystem stärken
- Kuren für den Darm, Haut und Haare, zum Entschlacken
- Kochen und backen mit Schwarzkümmel
- **Extra:** auch für Kinder

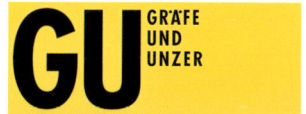

Inhalt

Ein Wort zuvor 5

Kleine Samen mit einmaliger Wirkung 7

Ein uraltes Heilmittel – neu entdeckt 8
Das »schwarze Gold« der Pharaonen 8
Die Renaissance des Schwarzkümmels 9
Der »echte Schwarzkümmel«: Nigella sativa 10
Vom Anbau bis zum Verbraucher 12

Immunsystem – sensibles Netzwerk 14
Die Verteidigungslinie des Körpers 14
Die »Hardware« des Immunsystems: die Organe 15
Die »Software« des Abwehrsystems 16
Wenn das System versagt 19

Die Abwehr regulieren 21
Was Sie tun können 22
Inhaltsstoffe und Wirkung 23
Die Wirkungen auf einen Blick 29

PRAXIS

Natürlich vorbeugen, heilen, pflegen 31

Rezepte und Tips für die Selbstbehandlung 32
Worauf Sie beim Kauf achten sollten 32
Die richtige Lagerung 33
Innerliche Anwendung 34
Äußerliche Anwendung 38
Apfelessig – ein wirkungsvoller Zusatz 40

Lindern und heilen mit Schwarzkümmel 41
Abwehrschwäche 41
Allergien 43
Heuschnupfen 46
Neurodermitis 46
Asthma 48
Erkältung und grippaler Infekt 51
Schnupfen 52
Bronchitis 53
Ohrenschmerzen 54
Wenn die Haut erkrankt 55

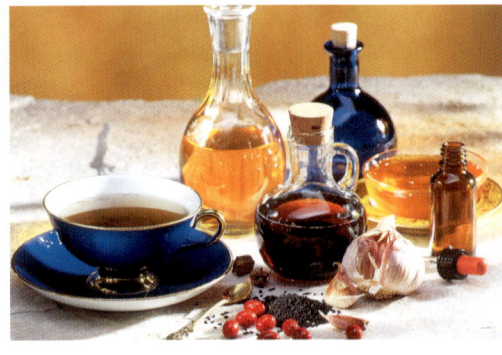

Akne und unreine Haut	55
Ekzeme	57
Schuppenflechte	58
Hautpilz	59
Kopfläuse	60
Magen-Darm-Beschwerden	61
Darmpilz	62
Blähungen	64
Hämorrhoiden	64
Stoffwechselkrankheiten behandeln	65
Cholesterinwerte regulieren	65
Zuckerkrankheit (Diabetes Mellitus)	66
Rheuma	68
Hormonell bedingte Erkrankungen	68
Unfruchtbarkeit	69
Potenzstörungen	70
Menstruationsbeschwerden	70

ABC der Beschwerden 72

Kuren für Ihr Wohlbefinden 75

Vor einer Kur	75
Darmsanierung	76
Schönheit für Haut und Haare	80
Entwässerungskur	83
Immunkur für Kinder	86

Ein Hauch von Orient 89

Brot und kalte Gerichte 90

Kamut-Leinsamenbrot	90
Steinofenbrot	91
Gurken-Joghurt-Dip	91

Raffinierte Hauptgerichte 92

Reispfanne mit Putenbrust	92
Hackfleischsoße	93
Kartoffelauflauf	93

Zum Nachschlagen 94

Bücher, die weiterhelfen	94
Adressen, die weiterhelfen	94
Bezugsquellen und Herstellernachweise	94
Sachregister	95

Wichtiger Hinweis

In diesem Ratgeber ist die Anwendung von Schwarzkümmel dargestellt – zur Selbstbehandlung von körperlichen Alltagsbeschwerden und bei einer Immunschwäche. Jede/r Leser/in ist aufgefordert, in eigener Verantwortung zu entscheiden, ob und inwieweit er/sie Schwarzkümmel einsetzt. Beachten Sie bitte die Hinweise auf Seite 40 und im laufenden Text. Schwarzkümmelöl ist eine hochwirksame Substanz. Halten Sie sich deshalb bitte an die Einnahmeempfehlungen und Anleitungen. Wenn Sie in Behandlung sind, informieren Sie bitte Ihre/n Arzt/Ärztin über Ihr Vorhaben, Schwarzkümmel einzusetzen.

Ein Wort zuvor

Kennen Sie Schwarzkümmel? Der echte Schwarzkümmel, eine in Europa fast vergessene, uralte Kulturpflanze, wird heute als vielseitiges Heilmittel mit erstaunlicher Wirkung wiederentdeckt. Natürlich klingt es sehr verheißungsvoll, wenn sich mit Hilfe eines einzigen Mittels so häufige Alltagsbeschwerden wie Schnupfen, Blähungen, Akne und viele andere mehr behandeln lassen. Was sich hier wie ein Wunder anhört, hat jedoch eine einfache Erklärung. Die Inhaltsstoffe des Schwarzkümmelsamens, vor allem mehrfach ungesättigte Fettsäuren, beeinflussen unser Immunsystem überaus positiv: Indem sie die Abwehrkräfte stärken und gleichzeitig Überreaktionen bremsen, bringen sie es in sein natürliches Gleichgewicht zurück. Das aus dem Schwarzkümmelsamen gewonnene Öl hilft daher auch bei allen Erkrankungen, die durch ein überaktives Immunsystem entstehen, von Allergien bis zu rheumatischen Beschwerden. Diese Wirkung wurde inzwischen auch wissenschaftlich untersucht und bestätigt.

Schwarzkümmel zeigt bei der äußerlichen Anwendung ebenfalls große Erfolge: Er läßt sich nicht nur bei lokalen Hautproblemen, sondern auch in der Schönheitspflege anwenden, von Ganzkörperölungen bis zu Haarkuren.

Und nicht zuletzt kann sein Aroma sehr verführerisch sein: Als Gewürz in der Küche verwendet, zaubert Schwarzkümmel an viele Gerichte einen exotisch-orientalischen Duft von »Tausendundeiner Nacht«. Probieren Sie die Kochrezepte aus, oder lassen Sie Ihrer Phantasie freien Lauf, wenn Sie Fleischgerichte, Pizza, Brot, Salate oder sogar Kaffee und Tee mit Schwarzkümmel würzen.

In diesem Buch möchte ich Sie in die Geheimnisse dieser ägyptischen Pflanze einweihen. Begeben Sie sich mit auf eine Reise durch ihre Geschichte, erfahren Sie mehr über ihre heilenden Kräfte. Dazu gibt es eine Reihe von Rezepturen, die einfach nachzumachen sind, und Kuranwendungen, die Sie ganz leicht selbst durchführen können. Ich wünsche Ihnen viel Erfolg dabei.

Maren Franz

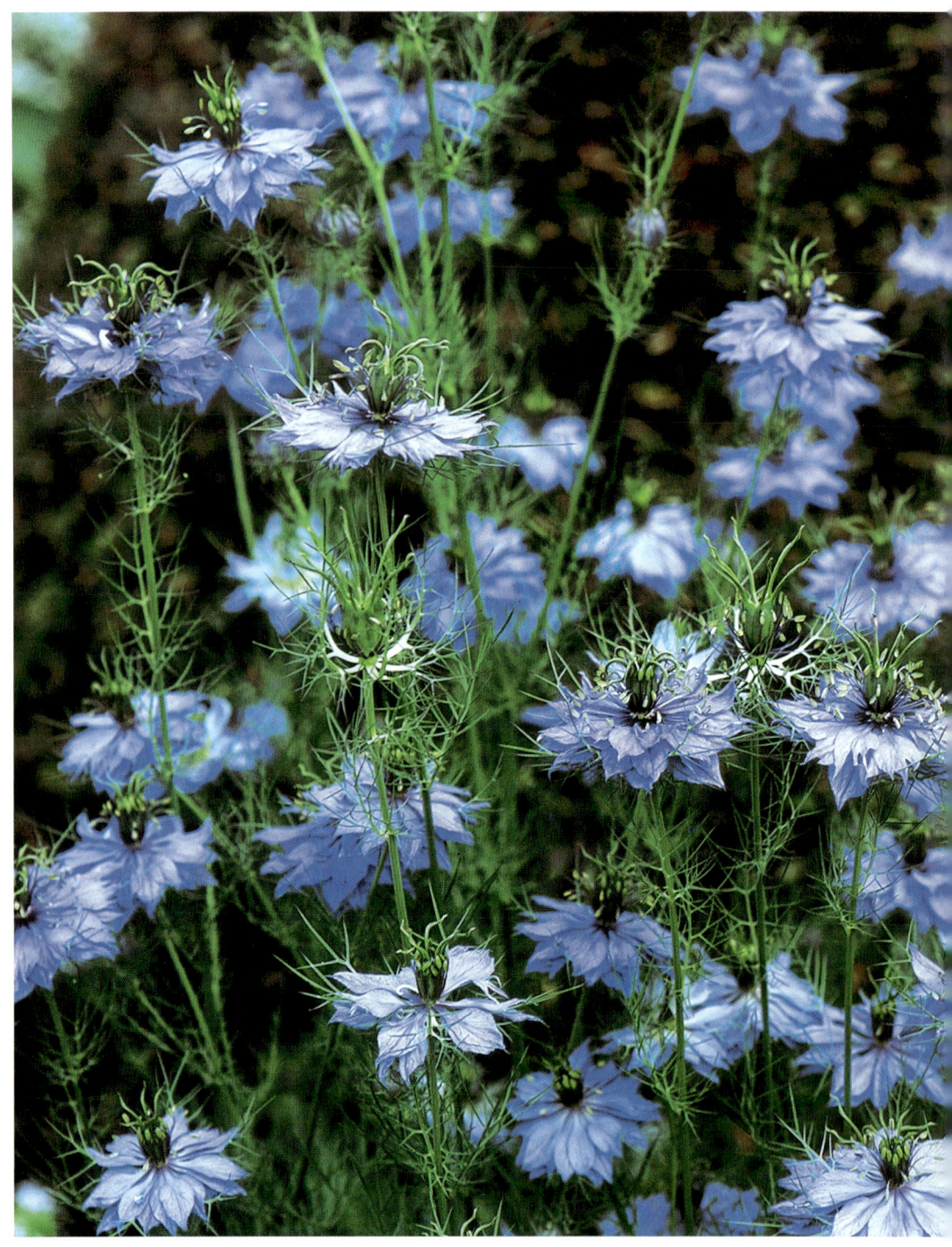

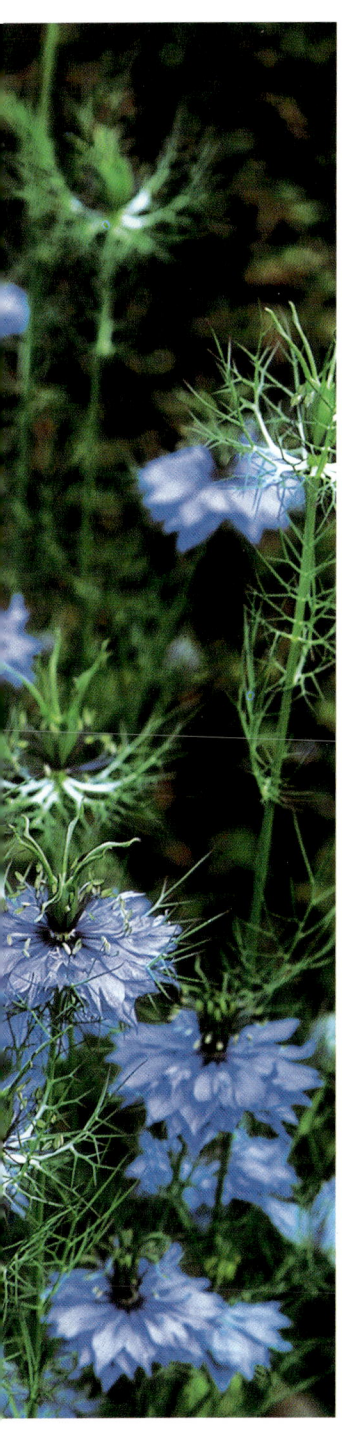

Kleine Samen mit einmaliger Wirkung

Die heilende Kraft des Schwarzkümmels ist in Ägypten seit über dreitausend Jahren bekannt. Auch in der europäischen Volksmedizin genoß die Kulturpflanze einige Jahrhunderte lang ein hohes Ansehen, bis sie durch andere Heilmittel verdrängt wurde. Als man in jüngerer Zeit Inhaltsstoffe und Wirkungsweise des Schwarzkümmels genauer untersuchte, kam man zu sensationellen Ergebnissen. Lernen Sie Schwarzkümmel näher kennen, und erfahren Sie, warum die moderne Naturheilkunde diese altbewährte Heilpflanze wieder so erfolgreich nutzt.

Ein uraltes Heilmittel – neu entdeckt

Eine Pflanze aus dem Orient

Der Schwarzkümmel ist eine Kulturpflanze mit einer langen Tradition. Er ist weder mit unserem Gewürzkümmel noch mit dem indischen Kreuzkümmel verwandt, sondern stammt aus Nordafrika und Westasien. In Ägypten, aber auch in anderen orientalischen und arabischen Ländern werden seine Samen und das daraus gewonnene Öl seit dem Altertum als Gewürz- und Heilmittel verwendet. Noch heute wird dort mit Schwarzkümmel gebacken, Gemüse eingelegt oder Kaffee und Tee aromatisiert – und er findet sich als Naturheilmittel in jeder Hausapotheke.

Das »schwarze Gold« der Pharaonen

Heilmittel einer alten Kultur

In Ägypten hat das faszinierende Wissen der Pharaonen nicht nur Spuren in der Architektur, sondern auch in Medizin und Pharmazie hinterlassen. Von Nofretete (ca. 1350 v. Chr.) wird überliefert, daß sie ihre Haut mit kostbaren Ölen und Lotionen pflegte, um ihr einen seidigen Bronzeton zu verleihen. Dafür verwendete sie auch das Öl, das aus dem Samen des Schwarzkümmels gewonnen wird. Und im Grab des Pharaos Tut-ench-amun fanden Archäologen ein Fläschchen mit Schwarzkümmelöl – mitgegeben für die Reise in ein anderes Leben. Schwarzkümmel wurde und wird in Ägypten noch gegen viele andere Leiden eingesetzt: bei Frauenbeschwerden, Erkältung, Kopfschmerzen, Unfruchtbarkeit, Impotenz oder Fieber.

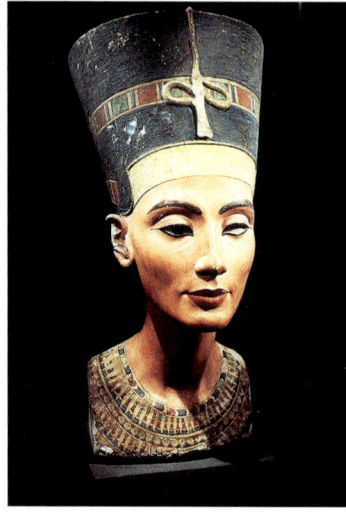

Schon Nofretete kannte das Geheimnis des Schwarzkümmels.

Ein Gewürzkraut für die Volksmedizin

Im frühen Mittelalter wurde der Schwarzkümmel auch in unseren Breiten heimisch. Bereits die Frankenkönige Karl der Große und Ludwig der Fromme ließen um das 9. Jahrhundert den »Schwartzen Coriander« von ihren Landpächtern anbauen. Der Samen erfreute sich als Pfefferersatz und Brotgewürz bald großer Beliebtheit. Und spätestens, als im Jahre 1031 der berühmte Arzt und Philosoph Avicenna in seinen Schriften die hervorragende Wirkung des Schwarzkümmels beschrieb, hatte man auch seine heilenden und lindernden Kräfte entdeckt.

Der Weg nach Europa

Bis ins 18. Jahrhundert fand die Heilpflanze dann vielseitige Verwendung – die Volksmedizin empfahl sie bei so unterschiedlichen Krankheiten wie Tollwut, Entzündungen, Schlangenbiß, Geschwülsten oder Milcharmut bei Ammen. Angesichts dieser einstigen Popularität ist es allerdings verwunderlich, daß der Schwarzkümmel dann 200 Jahre lang in Vergessenheit geriet – er verwilderte, und andere Heilpflanzen traten an seine Stelle.

Zu Unrecht wieder vergessen

Die Renaissance des Schwarzkümmels

Heute, am Ende des 20. Jahrhunderts, verdanken wir es einem Zufall, daß Schwarzkümmel für die Naturheilkunde wiederentdeckt wurde.

Als Anfang der neunziger Jahre ein wertvolles Dressurpferd schweres Asthma bekam, suchten die Besitzer verzweifelt nach einer natürlichen Heilmethode. Der behandelnde Tierarzt empfahl nach Rücksprache mit einem ägyptischen Arzt die Anwendung von Schwarzkümmelsamen, die man in Nordafrika schon seit Jahrhunderten Pferden ins Futter streut, um Immundefekte zu behandeln. Man gab der Stute die Samen, und innerhalb von wenigen Tagen war sie kuriert. Dazu gesellten sich erste Erfolge aus der Humanmedizin, als Asthma- und Neurodermitispatienten mit Schwarzkümmel behandelt wurden. Das machte Forscher neugierig auf die alte Pflanze. Wissenschaftler aus der ganzen Welt begannen, sich mit ihren Inhaltsstoffen zu beschäftigen.

Ein überraschender Behandlungserfolg in der Tiermedizin

Ein uraltes Heilmittel – neu entdeckt

Was die Samen so wertvoll macht

Was die Forschung herausfand

Die wissenschaftliche Forschung erbrachte interessante Ergebnisse. Sie entdeckte eine Reihe wertvoller Stoffe in den kleinen Samen, wie mehrfach ungesättigte Fettsäuren, ätherische Öle, Vitamine und Spurenelemente, die in ihrem Zusammenspiel vielfältige heilende Wirkungen haben (»Inhaltsstoffe und Wirkung«, Seite 23). Man konnte nachweisen, daß überwiegend die mehrfach ungesättigten Fettsäuren in dem Öl des Samens eine Reihe von Stoffwechselvorgängen im Körper positiv beeinflussen, das Immunsystem stärken und allergische Reaktionen bremsen. Es ist daher nicht verwunderlich, daß der ägyptische Schwarzkümmel besonders erfreuliche Erfolge bei solchen Beschwerden aufweist, die auf eine Störung des Immunsystems zurückgehen, wie etwa Asthma, Immunschwäche oder Neurodermitis.

In den Samen stecken heilende Kräfte.

Diese einmalige Wirkung ließ den Schwarzkümmel rasch zu einem begehrten Nahrungsergänzungsmittel werden. In den USA soll die Nachfrage zeitweise so groß sein, daß der Bedarf an Schwarzkümmelprodukten kaum noch gedeckt werden kann. Bei uns sind Schwarzkümmelsamen, Schwarzkümmelöl, pur oder in Kapselform, in Apotheken, Reformhäusern und Naturkostläden zu erhalten.

Der »echte Schwarzkümmel«: Nigella sativa

Nicht zu verwechseln mit unserem Kümmelgewürz.

Schwarzkümmel zählt zur Familie der Hahnenfußgewächse *(Ranunculaceae)* und unterscheidet sich damit botanisch und in seiner Wirkung vom indischen Kreuzkümmel *(Cuminum)*, aber auch von dem uns vertrauten Kümmel *(Carum carvi L.)*, der vorwiegend als Gewürz und zur Behandlung von Magen-Darm-Beschwerden verwendet wird.

Der Volksmund nennt den Schwarzkümmel »Katharinenblume«, »Nardenkraut«, »Gretel im Busch«, »Braut in Haaren« oder »Römischer Kümmel«.

Der »echte Schwarzkümmel«: Nigella sativa

Welches ist die richtige Sorte?

Es gibt eine Reihe von Schwarzkümmelsorten, die sehr unterschiedlich sind, zum Teil wild wachsen und auch giftig sein können (siehe Kasten). In diesem Ratgeber wird der therapeutisch besonders interessante *Nigella sativa* vorgestellt, auch als »Echter Schwarzkümmel« oder »Schwarzer Kreuzkümmel« bezeichnet. Diese Sorte stammt aus Kleinasien und wird hauptsächlich in Syrien, Irak, Ägypten, Amerika, Indien und einigen Mittelmeerländern angebaut, wo er für sein Wachstum ideale Bedingungen findet. Auch die Türkei ist ein traditionelles Anbauland; dort wird Schwarzkümmel als Hausmittel und Gewürz verwendet, wie wir es vom türkischen Fladenbrot her kennen.

In Mitteleuropa eine Zierpflanze oder verwildert

Unter den *Nigella sativa* unterschiedlicher Herkunft dürfte der *ägyptische Schwarzkümmel* am häufigsten angeboten werden, dem in fundierten pharmazeutischen Untersuchungen sehr gute Werte bescheinigt wurden.

Nigella sativa aus Ägypten

Die Familie des Schwarzkümmels

Neben dem »echten Schwarzkümmel« *(Nigella sativa L.)* gibt es eine Reihe von verwandten Sorten und Kreuzungen, die sich in ihrer Wirkung stark unterscheiden. Zu den bekannteren zählt der Gartenschwarzkümmel oder »türkische Kümmel« *(Nigella damascena)*, der bei uns als Zierpflanze vorkommt. Daneben gibt es auch eine giftige Sorte, den *Nigella garidella*, der als Heilpflanze keineswegs in Frage kommt.

Daran erkennen Sie die Pflanze

- Die filigrane Pflanze hat einen leicht behaarten Stengel und wird bis zu 60 cm hoch.
- Sie trägt wechselständig mehrfach gefiederte, schmale Blätter. Die kleinen Blüten stehen einzeln am Stengelende, sind milchigweiß mit einer zartbläulichen Färbung am Blütenrand.
- Die mattschwarzen Samen befinden sich in einer mohnartigen Kapsel und sind etwa 2 bis 3 mm lang. Zerreibt man sie zwischen den Fingern, geben sie nicht nur Öl ab, sondern auch einen sehr aromatischen Duft.

Der Duft der Samen erinnert an Anis.

Ein uraltes Heilmittel – neu entdeckt

Vom Anbau bis zum Verbraucher

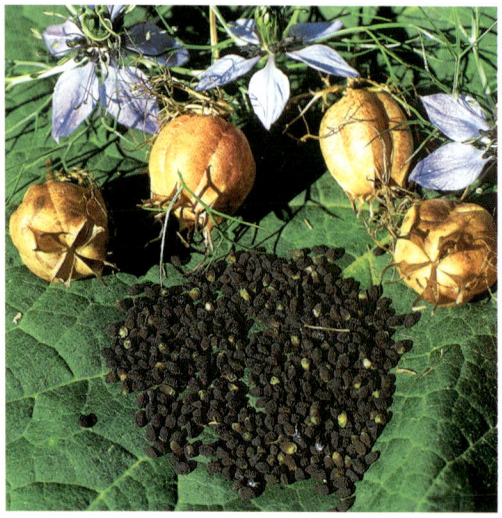

Aus den zarten Blüten entwickeln sich später die Samen.

Ägyptischer Schwarzkümmel findet vor allem im Süden des Landes ideale Bedingungen: ein warmes, trockenes Klima und sandige Böden. Die Aussaat der Kulturpflanze findet im Spätsommer statt, und nach ungefähr einem Jahr, wenn die Pflanze abstirbt und die hellbraunen Kapseln mit den kleinen, schwarzen Samen gefüllt sind, wird der Schwarzkümmel, teilweise noch von Hand, geschnitten. Damit die Kapseln nicht vom Tau feucht werden, beginnen die ägyptischen Bauern noch vor Sonnenaufgang mit der Ernte.

Schwarzkümmel braucht viel Sonne zum Wachsen.

Aus kalter Pressung stammt das wertvollste Öl

Die Pflanzen werden in Bündeln etwa eine Woche lang getrocknet und dann von Hand gedroschen. Dabei trennen sich die Samen von den Kapseln. Das Erntegut wird anschließend in Baumwollsäcke gefüllt und zu einer der unzähligen Ölmühlen des Landes transportiert.

Die Ölgewinnung in den Anbauländern erfolgt meist noch traditionell; dabei werden die Samen mechanisch zwischen zwei Mühlsteinen grob zerrieben und anschließend kalt gepreßt. Durch Zusatz von Hexan oder Äther kann das Öl auch auf sehr viel billigere Weise chemisch erzeugt werden. Bei der Raffinade gehen jedoch viele wertvolle Inhaltsstoffe verloren.

▶ Für die therapeutische Verwendung sollte man nur das hochwertige, kaltgepreßte Öl verwenden. Inzwischen wird das Öl auch in Deutschland hergestellt, um eine Pressung ohne schädliche Lösungsmittel zu garantieren (»Bezugsquellen«, Seite 94).

Chemische Zusätze schaden dem Öl.

Traditionelle und moderne Anwendung

Nicht nur in Ägypten, auch in der Türkei, in Indien und in vielen anderen orientalischen Ländern ist Schwarzkümmel ein alltäglich verwendetes Gewürz und vielseitig verwendetes Heilmittel. So schätzt man etwa die harntreibende Wirkung der ungemahlenen Samen. Auch bei Verdauungsstörungen, Bronchitis und hormonellen Erkrankungen wird Schwarzkümmel verabreicht. Aufgrund seiner wertvollen Komponenten dient das Öl als Pflegemittel für Haut, Haare und Nägel.

Im Orient ein Gewürz und Hausmittel

In Ägypten wird Schwarzkümmel auch zur Behandlung von Tieren eingesetzt. Pferde, Hühner oder Ziegen bekommen bei Infekten Schwarzkümmelsamen oder -schrot in ihr Futter gestreut. Schwarzkümmel ist auch der europäischen Naturheilkunde nicht unbekannt. Bücher zur Heilpflanzenkunde führen ihn als Mittel gegen Blähungen, Durchfall, Gallekoliken und Menstruationsbeschwerden an. Man weiß, daß er bei der Wundheilung hilft und eine schleim- und krampflösende Wirkung hat.

Ein natürliches Medikament für Tiere

■ Außerhalb der traditionellen Anwendung hat die moderne Medizin jetzt ein großes Einsatzgebiet für den Schwarzkümmel entdeckt, das sich mit den sogenannten Zivilisationskrankheiten umschreiben läßt. So kann er bei verschiedenen Formen von Allergien, Neurodermitis, aber auch Diabetes Mellitus (Zuckerkrankheit) und allergischem Asthma eine Heilung fördern und Symptome lindern. Viele dieser Krankheiten sind chronisch und hängen mit einer Störung des Immunsystems zusammen.

Altbewährtes Heilmittel für »moderne« Krankheiten

Bitte beachten Sie

Bei chronischen Beschwerden, bei denen die Schulmedizin häufig auf Grenzen stößt, kann Schwarzkümmel als längerfristig angewendetes Naturheilmittel Linderung verschaffen. Doch sollte gerade bei Allergien und anderen Zivilisationskrankheiten die Selbstbehandlung mit Schwarzkümmel den Arztbesuch nicht ersetzen. Maßnahmen aus der Naturheilkunde können – im Sinne eines ganzheitlichen Ansatzes – die konventionelle Behandlung jedoch sinnvoll ergänzen.

Immunsystem – sensibles Netzwerk

Hinter vielen Krankheiten stecken Immunstörungen.

Wer über ein intaktes Immunsystem verfügt, kann sich glücklich schätzen, denn er wird sich rundherum wohl fühlen und nur selten erkranken. Eine gestörte Abwehr hingegen kann Ursache für viele Beschwerden sein. Wer etwa häufig Opfer einer Virusgrippe oder Erkältung wird, leidet unter einer Abwehrschwäche. Wer jedes Frühjahr erneut allergisch auf bestimmte Pollen reagiert, ist von einer Überproduktion des Abwehrsystems betroffen. Und so empfindlich die Balance unseres Immunsystems ist, so hochkompliziert ist auch der Prozeß jeder Abwehrreaktion.

Die Verteidigungslinie des Körpers

In unserem Körper herrscht ein ständiger Kampf zwischen eindringenden Keimen und eigenen Abwehrzellen. Bakterien, Viren und Pilze versuchen, über die Atmungsorgane, den Darm oder die Haut in unseren Körper zu gelangen. Der Feind kommt aber auch von innen. Entarten unsere eigenen Zellen, müssen sie in ihrem Wachstum gestoppt werden, bevor sie andere Organe überwuchern, wie es die Krebszellen machen. Gegen diese Angriffe von außen und innen muß das Immunsystem den Organismus schnell schützen, bevor die Eindringlinge Körperzellen erobern und für die Eigenvermehrung umfunktionieren können.

Unsere Abwehr ist ständig gefordert.

Stationen einer Abwehrreaktion

Organe und Abwehrzellen bilden ein schlagkräftiges Team.

Bei einer Abwehrreaktion sind, ähnlich wie bei einem Computer, zwei unterschiedliche Bereiche beteiligt: Die Organe bilden gleichsam die »Hardware« des Immunsystems. Von ihnen aus werden verschiedene intelligente »Programme«, Antikörper und Abwehrzellen, entwickelt und »zum Laufen« gebracht. Diese »Software« des Abwehrsystems ist dann in der Lage, das aufgetauchte Problem zu lösen. Alle Mitglieder des Abwehrsystems arbeiten im Team, wenn es darum geht, den Feind schnell zu besiegen. Die Antikörper dienen ihnen dabei als Waffen. Die Informationen über den Start oder den Abbruch einer Abwehrreaktion tauschen Zellen und Organe über chemische Botenstoffe oder Hormone aus, aber auch Nervensystem und Gehirn senden Impulse aus und haben so bei der Abwehr ein Wörtchen mitzureden.

Hormone und Nervenimpulse übermitteln Informationen.

Bausteine unseres Immunsystems

Das Immunsystem kann man sich vorstellen als ein weitverzweigtes Schutzsystem, das sich über den gesamten Körper erstreckt. Mehrere Organe und Zellen sind daran beteiligt:
- Lymphknoten
- Knochenmark
- Lunge
- Darm
- Thymusdrüse
- Haut und Schleimhäute
- Abwehrzellen und Antikörper
- Milz

Die »Hardware« des Immunsystems: die Organe

Der Darm muß verhindern, daß Bakterien und giftige Stoffe in den Körper gelangen.

- Der *Darm* ist unser größtes Abwehrorgan. Auf seiner Schleimhaut leben nützliche Abwehrbakterien, die eine natürliche Darmflora gewährleisten. Hier werden nicht nur Gifte und Bakterien entsorgt, sondern auch die lebensnotwendigen Bausteine für den Körper aus der Nahrung aufgenommen, die im Magen bereits zerlegt wurde. Ist das Gleichgewicht der Darmflora gestört, werden die Nährstoffe teilweise ungenutzt wieder ausgeschieden. Für die Abwehr wichtige Mineralien, Fettsäuren, Vitamine, und Aminosäuren können dann nur begrenzt aufgenommen und verwertet werden, und der Organismus wird zusätzlich geschwächt.

- Die *Haut* bildet die erste äußere Barriere für Eindringlinge. Eine intakte Haut ist mit »guten« Bakterien besiedelt, die den Säureschutzmantel bilden und verhindern, daß infektiöse Keime in den Körper gelangen. Fehlt diese Besiedelung oder ist sie durch schädliche Einflüsse geschwächt, haben Eindringlinge ein leichtes Spiel. Jede Verletzung der Haut oder Schleimhaut stellt daher ein Einfallstor für Bakterien, Viren und andere Feinde dar. Das Abwehrsystem

Wichtig: der Säureschutzmantel der Haut

Immunsystem – sensibles Netzwerk

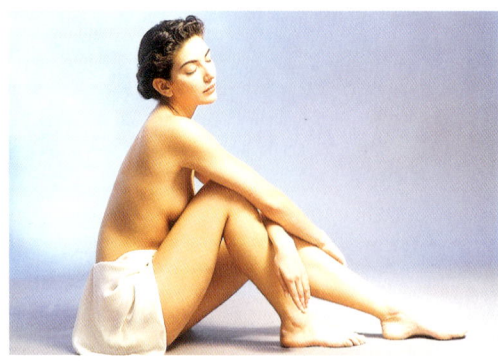

muß dann versuchen, die Wunde möglichst schnell wieder zu schließen. Die lokale Abwehrreaktion erkennt man an einer Rötung, Erhitzung, Schwellung und Vereiterung der betroffenen Region.

● Das *Knochenmark* ist die »Fabrik« für Abwehrzellen. Kommt ein Signal, daß fremde Zellen in den Körper eingedrungen sind, wird sofort die Bildung von entsprechenden Abwehrzellen und Antikörpern gesteigert. Ist der Infekt bekämpft, wird die Produktion wieder gedrosselt.

Eine intakte Haut wehrt fremde Eindringlinge ab.

● In der *Thymusdrüse,* aber auch in der Milz, den Mandeln und einigen Darmabschnitten, werden die Abwehrzellen für ihre Arbeit vorbereitet.

● In der *Milz* und in den *Mandeln* ruhen Gedächtniszellen bis zu 70 Jahre und speichern Informationen über bereits durchlebte Krankheiten. Beide Organe sind daher für die Abwehr äußerst wichtig und sollten nur im Notfall operativ entfernt werden.

● Die *Lymphknoten* sind in Stationen über den ganzen Körper verteilt. Sie sind wie Grenzkontrollposten und stoppen die Erreger, bevor sie den ganzen Körper überschwemmen.

Die »Software« des Abwehrsystems

Das Immunsystem arbeitet mit zwei »Zellprogrammen«: Zum ersten gehören die Zellen, die direkt an der Abwehrreaktion beteiligt sind, die Abwehrzellen und Antikörper, die so anpassungsfähig sind, daß sie beinahe jedem Eindringling standhalten können. In einem zweiten »Programm« legt das Immunsystem Gedächtniszellen an, die einmal überstandene Krankheiten speichern und bei einem erneuten Befall sofort aktiv werden (Seite 18).

Abwehr- und Gedächtniszellen

Die »Software« des Abwehrsystems

Die Kontrolle des Immunsystems

Körpereigene von entarteten oder befallenen Zellen zu unterscheiden ist eine der wichtigsten Funktionen des Immunsystems. Dazu sind ständig Milliarden von Abwehrzellen im Blut unterwegs und tasten die Oberfläche der Zellen ab. Unsere Zellen tragen ein bestimmtes Muster auf ihrer Hülle, das sie als dazugehörig ausweist. Bakterien, Viren, Pilze und andere Eindringlinge besitzen hingegen fremde Muster (Antigene). Fallen bei der Kontrolle solche Antigene auf, startet sofort eine Abwehrreaktion.

Fremde Muster alarmieren das Immunsystem.

Die Abwehrzellen

Weiße Blutkörperchen stellen die Abwehrzellen.

Die Abwehrzellen gehören zu den Zellgruppen der weißen Blutkörperchen (Leukozyten). Die weißen Blutkörperchen durchströmen die Blut- und Lymphbahnen, zwängen sich durch Körpergewebe hindurch und sind ständig auf der Suche nach Eindringlingen. Bei einem Infekt vermehren sie sich stark.

Drei Zellgruppen sind dabei für die Abwehr besonders wichtig: die Freßzellen, die T-Zellen und die B-Zellen.

● Die Freßzellen, darunter die Makrophagen, schlucken feindliche Eindringlinge, die sie anhand ihrer fremden Muster (Antigene) erkannt haben. Dann senden sie Botenstoffe aus, mit denen sie die T-Zellen auffordern, passende Antikörper zu produzieren. Die »Verdauung« von Antigenen ist für die Freßzellen allerdings nicht ungefährlich, denn hierbei entstehen sogenannte freie Radikale, die Zellwände angreifen und beschädigen können (Seite 27).

Warum wir Fieber bekommen

Wenn die Abwehrzellen Botenstoffe austauschen, erweitern sich die Blutgefäße; die betroffene Region rötet und erwärmt sich und schwillt an. Jetzt wird am Entzündungsherd richtig gearbeitet. Eine erhöhte Körpertemperatur regt das Immunsystem wiederum zu einer vermehrten Zellproduktion an. Giftstoffe, die bei der Auflösung der Keime entstehen, können somit noch besser neutralisiert und ausgeschieden werden.

Fieber fördert die Abwehrarbeit.

T-Zellen regulieren die Abwehrvorgänge.

● Unterschiedliche T-Zellengruppen sind zuständig für einen geregelten Ablauf einer Abwehrreaktion: Während die T-Helferzellen die B-Zellen zur Produktion von Antikörpern anregen, geben die T-Unterdrückerzellen das Signal, die Antikörperausschüttung zu stoppen, sobald der Erreger erfolgreich beseitigt wurde. Die T-Killerzellen sind ihrerseits spezialisiert auf die Vernichtung von wuchernden Krebszellen und mit Viren befallenen Zellen.

● Die B-Zellen sind hauptsächlich für eindringende Bakterien zuständig. Sie produzieren nach einem Kontakt mit dem Erreger Antikörper, die zum Antigen des Feindes passen und mit diesem verschmelzen. Der dabei gebildete »Immunkomplex« (siehe unten) wird dann von den Freßzellen vernichtet.

Die Antikörper

Die eigentlichen Abwehrwaffen des Körpers sind die Antikörper oder Immunglobuline. Sie können ihr Aussehen verändern und sich an die Form der Antigene anpassen. Die Antikörper sind ständig auf Kontrollgängen im Blut, Lymphe, Speichel und auf der Oberfläche von Abwehrzellen unterwegs. Treffen sie dabei auf ein Antigen, lagern sie sich sofort daran an und verschmelzen, wie wir bereits erfahren haben, mit ihm zum Immunkomplex; beide Formen passen dabei so genau zusammen, daß man von einer »Schlüssel-Schloß-Bindung« spricht. Der Immunkomplex wird dann von den Freßzellen erkannt, geschluckt und chemisch aufgelöst.

Antikörper umklammern gefährliche Antigene.

Aufmerksame Helfer – die Gedächtniszellen

Nach überstandener Krankheit entwickelt unser Körper normalerweise eine Immunität (»Immungedächtnis«) gegen eine erneute Ansteckung – dieser Vorgang passiert zum Beispiel, wenn wir die typischen Kinderkrankheiten durchmachen.

Die B-Zellen und T-Zellen bilden dazu Gedächtniszellen, in denen die besonderen Merkmale des bekämpften Erregers gespeichert sind. Während ihrer Ruhephase befinden sich die Gedächtniszellen in den Mandeln und der Milz. Bei erneutem Kontakt wird sofort eine große Zahl von passenden Antikörpern produziert, die den Erreger rasch bekämpfen, so daß es nicht wieder zum Ausbruch der Krankheit kommt.

Keine Chance für bekannte Erreger.

Wenn das System versagt

■ Wir tragen unzählige Gedächtniszellen gegen ansteckende Krankheiten in uns und haben vor einer erneuten Ansteckung einen teilweise lebenslangen Schutz. Einige Viren können uns jedoch immer wieder überlisten. Das Schnupfenvirus etwa verändert sich ständig leicht und kann, derart »maskiert«, die Gedächtniszellen täuschen.

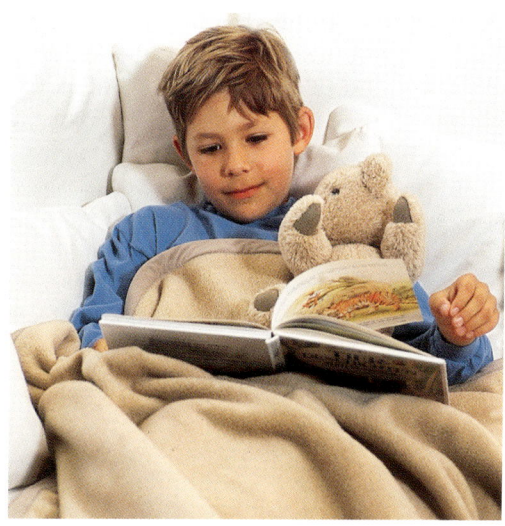

Wenn das System versagt

Unser Immunsystem funktioniert nur, wenn es sich in einem stabilen Gleichgewicht befindet. Ist dieses durch innere oder äußere Einflüsse beeinträchtigt, kann es zu Störungen kommen.

Kinderkrankheiten sind wichtig für die Schulung des Immunsystems.

Die Abwehr ist zu schwach

Immunschwäche

● Leidet der Körper unter einer Immunschwäche, ist er dem Angriff von infektiösen Keimen einfach nicht gewachsen. Dann sind zu wenig T-Helferzellen und Killerzellen vorhanden und die Erreger werden nicht gestoppt.

● Gerät die Abstimmung zwischen den Abwehrzellen so durcheinander, daß fast keine Freßzellen mehr vorhanden sind und zu viele T-Unterdrückerzellen zusätzlich die Abwehr bremsen, wird das Verteidigungssystem des Körpers komplett lahmgelegt. Eindringende Keime können sich dann ungehindert verbreiten und vermehren, bösartige Tumorzellen ohne Widerstand wuchern. Hervorgerufen wird dieser Zusammenbruch durch gefährliche Viren. Eines der bekanntesten ist das HIV-Virus, das die Immunschwäche-Krankheit AIDS auslöst. Auch bei einer fortgeschrittenen Zersetzung des Körpers mit wucherndem Tumorgewebe droht dem Immunsystem das endgültige Aus.

Immunsystem – sensibles Netzwerk

Erste Symptome einer Abwehrschwäche

Typische Zeichen einer Immunschwäche

- Infektanfälligkeit, vor allem häufige Erkältungskrankheiten und Blasenentzündungen
- Pilzbefall der Haut, Schleimhaut oder des Darms
- hartnäckiger Herpes
- Störung des Verdauungsapparates mit Gewichtsabnahme und Durchfall
- juckende Hautausschläge
- chronische Krankheitsverläufe
- chronischer Erschöpfungszustand
- Durchblutungsstörungen / auffällige Blässe
- sexuelle Unlust
- Schlafstörungen

▶ Wenn Sie mehrere dieser Symptome bei sich bemerken, sollten Sie unbedingt etwas für die Stärkung Ihrer Abwehr tun.

Bitte beachten Sie

Die oben genannten Beschwerden können auch auf andere Ursachen zurückgehen. Falls die Symptome länger andauern, sollten Sie die Ursachen unbedingt mit Ihrem Arzt abklären. Nehmen Sie die Alarmsignale Ihres Körpers in jedem Fall ernst!

Bei Unsicherheit zum Arzt!

Die Abwehrreaktion ist zu stark

Die »autoaggressive Immunreaktion« richtet sich gegen den eigenen Körper.

Gibt es hingegen zu wenig Unterdrückerzellen, die den Helfer-, den Killer- und B-Zellen das Signal zum Abbruch der Immunreaktion geben, erfolgt eine überschießende, ungebremste Reaktion. Die Abwehrzellen können dann nicht mehr zwischen harmlosen und gefährlichen Gegnern unterscheiden und wenden sich schließlich auch gegen die eigenen, gesunden Zellen. Es kommt zu einer Blockade des Immunsystems, bei der die Immunkomplexe durchs Blut treiben oder sich im Herz, in den Nieren, Blutgefäßen, Schleimbeuteln oder Gelenken ablagern, was schmerzhafte, entzündliche Prozesse wie etwa Rheuma zur Folge haben kann. Sitzen die Immunkomplexe einmal im Gewebe fest, können sie nicht mehr von den Freßzellen entsorgt werden.

Die Abwehr regulieren

Wenn wir wissen, welche alltäglichen Einflüsse unser Immunsystem aus seiner Balance bringen, können wir es auch mit entsprechenden Maßnahmen unterstützen.

Negative Einflüsse auf das Immunsystem

- Medikamente, Nikotin, Alkohol
- Umweltgifte und Schwermetalle
- Streß, vor allem Distreß (negativer Streß)
- psychische oder soziale Probleme
- Ernährungsfehler, die etwa zu Vitamin- oder Mineralmangel führen
- Darmpilz
- chronische Entzündungen, zum Beispiel Zahnfleischentzündung
- Bewegungsmangel
- Allergien

Unsere Abwehrkraft wird von vielen Faktoren beeinflußt.

Positive Einflüsse auf das Immunsystem

- Streßvermeidung oder Streßbewältigung
- regelmäßige Entspannung
- ausreichend Bewegung
- ausgewogene, vollwertige Ernährung
- Zufuhr an Vitalstoffen
- Kneippsche Wasseranwendungen, Sauna
- Vermeiden von giftigen Stoffen

(»Bücher, die weiterhelfen«, Seite 94)

So unterstützen Sie Ihr Immunsystem.

Die Abwehr regulieren

Was Sie tun können

Eine Reihe der schädlichen Einflüsse können wir durch eine Verhaltensänderung vermeiden. Wir tun Gutes für unsere Abwehrkraft, wenn wir auf eine abwechslungsreiche, gesunde Ernährung und ausreichend Bewegung achten. Doch manch einem mag diese Erkenntnis wenig helfen, denn im Alltag ist man häufig auf die schnelle Kantinenmahlzeit angewiesen und findet auch nicht immer die Zeit oder Muße, am kurzen Feierabend noch für ausreichend Bewegung zu sorgen. Dann empfiehlt es sich, sein Immunsystem mit einem natürlichen Heilmittel wie dem Schwarzkümmel zu stärken (Seite 41).

Gesunde Lebensweise und Stärkung mit Schwarzkümmel

■ Vor allem Streß läßt sich in unserer heutigen Zeit kaum vermeiden. Er kann kurzfristig sogar positive Auswirkungen haben (Kasten unten). Wenn wir ihn jedoch als Belastung wahrnehmen, also unter Distreß oder Negativstreß stehen, ist er gesundheitsschädlich. Vor allem, wenn Streß zum Dauerreiz wird, schädigt er unser Immunsystem. Unter Distreß werden nämlich vermehrt Hormone wie Adrenalin und Kortison ausgeschüttet. Man weiß inzwischen, daß unter langanhaltender Einwirkung dieser Hormone die Anzahl der Abwehrzellen deutlich abnimmt.

Negativer Streß kann das Immunsystem nachhaltig schädigen.

▶ Negativer oder Distreß kann durch eine Einnahme von Schwarzkümmel zwar nicht verhindert werden, jedoch können seine schädlichen Auswirkungen entschärft werden: Die Inhaltsstoffe des Schwarzkümmels stärken die Abwehrzellen und gleichen damit Immundefizite aus.

Psyche und Immunsystem

Nicht nur die körperliche, auch die emotionale Verfassung spielt eine große Rolle für ein intaktes Immunsystem. Dies zeigt sich gut an dem Einflußfaktor Streß. Empfinden wir Streß als positiv (Eustreß), weil er unsere Leistungsfähigkeit fördert oder uns das angenehme Gefühl der »Schmetterlinge im Bauch« vermittelt, dann schadet er auch dem Immunsystem nicht, sondern regt es sogar an.

Positive Gefühle regen das Immunsystem an.

Inhaltsstoffe und Wirkung

■ Eine abwehrstärkende Wirkung des Schwarzkümmels ist schon seit Jahrtausenden bekannt. Heute weiß man mit Sicherheit: Durch die regelmäßige Einnahme von Schwarzkümmel können Immunblockaden abgebaut und ungesunde Überreaktionen gebremst werden. Damit ist Schwarzkümmel in der Lage, das Immunsystem zu »harmonisieren« – das angegriffene Abwehrsystem wird in sein Gleichgewicht zurückgebracht und kann wieder optimal arbeiten. Woher rührt diese erstaunliche Eigenschaft der Heilpflanze? Antwort auf diese Frage fanden Wissenschaftler mittels modernster Verfahren heraus. Sie entdeckten weit mehr als hundert Inhaltsstoffe im Schwarzkümmelsamen, die den Organismus in vielen Funktionen unterstützen (siehe Kasten).

Schwarzkümmel reguliert das Abwehrsystem dank vieler wertvoller Wirkstoffe.

Die Inhaltsstoffe des »Schwarzen Wunders«

Der Samen des Schwarzkümmels besteht zu etwa 38 Prozent aus Kohlenhydraten, zu 35 Prozent aus Fetten und zu 21 Prozent aus Eiweiß. Die restlichen 6 Prozent setzen sich aus über 100 wirkungsvollen Inhaltsstoffen zusammen. Es finden sich als besonders wertvolle Substanzen vor allem
mehrfach ungesättigte Fettsäuren:
- Linolsäure
- alpha-Linolensäure
- Stearinsäure und andere;

ätherische Öle:
- Kampfer
- Nigellon
- alpha-Pinen und andere mehr

sowie, in sehr geringen Spuren, einige *Vitamine* (B1, B2, B6, Folsäure, Niacin), *Mineralien* (Eisen, Calcium, Magnesium, Zink und Selen) und *Aminosäuren*.

Fettsäuren und ätherische Öle

■ Vor allem dem hohen Anteil an mehrfach ungesättigten Fettsäuren kommt – neben den ätherischen Ölen – eine hohe Bedeutung für die Abwehrfunktionen zu. Vitamine und Mineralien erfüllen wichtige Funktionen für das Immunsystem. Im Schwarzkümmel

Vitamine und Mineralien

Die Abwehr regulieren

sind sie zwar nur in geringen Mengen enthalten – so decken 10 Gramm Samen nur etwa 3 bis 5 Prozent des jeweiligen Tagesbedarfs – doch die immunregulierende Wirkung des Schwarzkümmels scheint sich gerade aus dem Zusammenspiel dieser vielen wertvollen Inhaltsstoffe zu ergeben.

Mehrfach ungesättigte Fettsäuren helfen bei vielen Stoffwechselvorgängen

Wichtig für die Zellteilung

Die mehrfach ungesättigten Fettsäuren, früher fälschlicherweise als »Vitamin F« bezeichnet, brauchen wir für viele Stoffwechselvorgänge (siehe Kasten). Vor allem die Körperzellen sind für ihr Wachstum, ihre Entwicklung und Erneuerung auf sie angewiesen. Mehrfach ungesättigte Fettsäuren sind außerdem speziell für die Abwehr so wichtig, weil sie dem Organismus als Baustein für die Bildung der körpereigenen Prostaglandine dienen. Prostaglandine sind hormonartige Stoffe, die der Körper kurzfristig und nach Bedarf herstellen kann und die regulierend in das Immunsystem eingreifen. Die Abwehrzellen verlieren unter dem Einfluß des Prostaglandins E1 ihre übersteigerte Aktivität. Außerdem wird die Freisetzung von allergischen Botenstoffen, wie etwa des Histamin, gehemmt.

Beteiligt an der Herstellung der Prostaglandine

Eigenschaften der mehrfach ungesättigten Fettsäuren

- Sie sind an der Herstellung der Prostaglandine beteiligt und damit unentbehrlich für ein stabiles Immun-, Hormon- und Nervensystem.
- Sie fördern die Aufhebung von Immunblockaden.
- Sie hemmen die überschießende Produktion von Abwehrzellen, wie sie bei Allergien oder Neurodermitis vorkommt.
- Sie sind zuständig für Zellteilung und -erneuerung. Sie stabilisieren die Zellwände und schützen sie damit vor freien Radikalen.
- Sie normalisieren den Cholesterinspiegel im Blut.
- Sie verhindern Thrombosen, da sie die Blutgefäßspannung und die Fließgeschwindigkeit des Blutes regulieren.
- Sie senken den Bluthochdruck und vermindern damit das Arteriosklerose- und Herzinfarktrisiko.
- Sie beschleunigen die Wundheilung und glätten die Haut.

Inhaltsstoffe und Wirkung 25

▶ Mehrfach ungesättigte Fettsäuren müssen dem Körper zugeführt werden, da er sie nicht selber herstellen kann.

• Sie sollten daher darauf achten, daß ausreichend Nahrungsmittel mit mehrfach ungesättigten Fettsäuren auf Ihrem Speiseplan stehen, vor allem wertvolle pflanzliche Öle. Sie können die Fettsäuren jedoch auch durch ein Nahrungsergänzungsmittel wie zum Beispiel Schwarzkümmelölkapseln aufnehmen.

• Bereits die tägliche Einnahme von einem Gramm Schwarzkümmelöl deckt Ihren Bedarf an mehrfach ungesättigten Fettsäuren optimal ab.

Ein Gramm Schwarzkümmelöl täglich

Hochwirksam: Ätherische Öle

Jeder kennt, zumindest der Nase nach, die ätherischen Öle, die den Pflanzen von der Pfefferminze bis hin zur Edelrose ihren je eigenen Duft verleihen. Diese Stoffe dienen den Pflanzen nicht wie das fette Öl als Nahrungsreserve für den Samen, sondern als Lockmittel für Insekten. Zudem schützen sie vor einem Befall mit Bakterien, Viren, Parasiten oder Pilzen. Denn ätherische Öle verfügen über eine ausgeprägte antibakterielle und antiseptische Wirkung. Diese Eigenschaft wird schon lange von den Menschen genutzt. So dient beispielsweise das ätherische Öl des Weihrauchs zum Desinfizieren der Luft. Man gewinnt ätherische Öle durch Wasserdampfdestillation und bindet sie an Trägersubstanzen, denn bei einem Kontakt mit Luft verflüchtigen sie sich sehr schnell.

Ätherische Öle schützen Pflanzen vor Schädlingen.

▶ Ätherische Öle können als Heilmittel in einzelnen Fällen eine Therapie mit Antibiotika ersetzen oder unterstützen, zumal sie kaum Nebenwirkungen besitzen. Denn sie hemmen und vernichten die infektiösen Keime, ohne dabei die Schutzfunktion der Haut oder Schleimhaut zu beeinträchtigen.

Eine Alternative zu Antibiotika

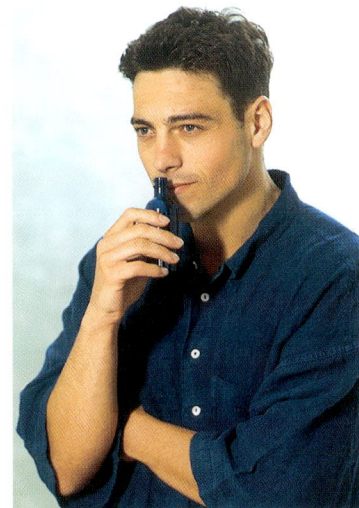

Ätherische Öle sind der »Duftpass« einer Pflanze.

Die Abwehr regulieren

Natürliche Heil- und Linderungseffekte

■ Auch Schwarzkümmel bildet in seinen Öldrüsen ätherisches Öl. Der Samen beinhaltet zwischen 0,5 und 1,5 Prozent solcher Öle, darunter die Verbindungen Nigellon und alpha-Pinen. Sie sind für verschiedene Wirkungen des Schwarzkümmels verantwortlich. So soll vor allem das Nigellon die Bronchien erweitern und krampflösend wirken. Außerdem fördert es die Sekretbildung und erleichtert das Abhusten.
● Andere ätherische Öle des Schwarzkümmels wirken allgemein entzündungshemmend, schmerzstillend oder harntreibend.
● Aktuelle Forschungen haben zudem ergeben, daß bei regelmäßiger Einnahme von Schwarzkümmel der Blutzuckerspiegel gesenkt werden kann. Es wird vermutet, daß auch für diese Wirkung die ätherischen Öle maßgeblich verantwortlich sind.

Vitamine

Frisches Obst und Gemüse liefern die notwendigen Vitamine für das Immunsystem.

Vitamine sind für viele Körperfunktionen lebensnotwendig, vor allem für die Verdauung, da sie die Enzyme bei ihrer Arbeit unterstützen. Werden sie dem Organismus nicht in ausreichender Menge zugeführt, können auch manche Mineralien nicht mehr aus der Nahrung aufgenommen werden. Das Spurenelement Eisen etwa kann der Körper nur mit Hilfe von Vitamin C verwerten. Bei einem Mangel hilft es daher schon, zum Frühstück mit eisenhaltigen Vollkornprodukten ein Glas Orangensaft zu trinken.

Elementar für den Organismus

Vitamine sind unverzichtbar für das Immunsystem. Der Körper braucht sie, um Aminosäuren und Eiweißverbindungen herzustellen, die Grundbausteine aller Körperzellen und somit auch der gesamten Abwehrzellen. Ohne sie kann das Immunsystem nicht funktionieren (»Bücher, die weiterhelfen«). Für die Abwehr besonders wichtig sind die Vitamine C, A (Beta-Karotin), E, die Vitamine der B-Gruppe und Folsäure.

▶ Vitamine sind essentiell, das heißt der Körper kann sie nicht selbst herstellen. Jedes Vitamin besitzt zudem eine spezielle Wirkung, die von keinem anderen Vitamin oder Stoff übernommen werden kann. Sie müssen dem Körper daher

Inhaltsstoffe und Wirkung

durch die Nahrung oder Nahrungsergänzung in ausreichender Menge zugeführt werden.

Vitamine werden im Körper nicht gespeichert.

▶ Zu Mangelerscheinungen kann es kommen, wenn ein Vitamin über einen längeren Zeitraum nicht aufgenommen wird. Einen Teil der Vitamine kann der Körper speichern und bei Bedarf verbrauchen. Der Großteil kann jedoch vom Körper nicht eingelagert werden, sondern muß direkt zugeführt werden.

▶ Da der Anteil der Vitamine im Schwarzkümmel nicht allzu hoch ist, enthalten einige Schwarzkümmelprodukte zugesetzte Vitamine (Beta-Karotin, Vitamin E). Bei einem erhöhten Bedarf empfiehlt es sich, ergänzend zum Schwarzkümmel Vitamine, etwa in Form von Multivitamintabletten, mit der Nahrung zuzuführen.

Dem Schwarzkümmel zugesetzte Vitamine

■ Die im Schwarzkümmel enthaltenen Vitamine haben folgende Aufgaben:
● Die Vitamine B1, B2 und B6 sind wichtige Bausteine für viele Enzyme; sie helfen, Immunblockaden abzubauen und stärken die Thymusdrüse und damit das Immunsystem.
● Das Vitamin Niacin (B3) regelt viele Stoffwechselvorgänge und sorgt für die Energieversorgung der Zellen.
● Das Vitamin Folsäure senkt nach neuesten Forschungsergebnissen das Risiko von Herz- und Kreislauferkrankungen. Daneben ist es für die Zellerneuerung notwendig.

Extra-Tip

Vitamine schonend behandeln

Eine entscheidende Rolle für den Erhalt von Vitaminen spielt die Lagerung und Zubereitung der Nahrung. Gekühlte, angebrochene und stark erhitzte Lebensmittel enthalten kaum noch Vitamine. Gemüse sollten Sie deshalb immer ganz frisch zubereiten und möglichst roh oder kurz angedünstet verzehren. Achten Sie auch darauf, daß Sie Obst- und Gemüsesorten mit fettlöslichen Vitaminen (Aprikosen, Karotten, Blattsalat) immer gleichzeitig mit Öl essen, da sonst die Vitamine nicht verwertet werden können.

Antioxidantien

Im Kapitel über die Abwehrzellen (Seite 17) haben wir erfahren, daß bei einer Abwehrreaktion freie Radikale entstehen, die Freßzel-

Die Abwehr regulieren

Freie Radikale können den Körperzellen sehr schaden.

...len angreifen können. Bei leichten Defekten durch freie Radikale können die Zellen noch repariert werden; ist die Zelle jedoch stark in ihrer Funktion eingeschränkt, weil der Zellkern mit der Erbsubstanz (DNA) beschädigt wurde, wird sie aufgelöst. Fatal ist es allerdings, wenn sich die Zelle zwar erholt, aufgrund der Verletzung nun aber entartet und ungebremst wuchert. Das Immunsystem bekämpft diese Zelle wohl sofort; gibt es aber schon zu viele dieser Zellen oder ist das Immunsystem geschwächt, kann sich die entartete Zelle ausbreiten.

»Freie Radikale« und Umweltbelastung

Freie Radikale entstehen nicht nur bei einer Abwehrreaktion im Körper. Starkes UV-Licht, radioaktive Strahlung, Umweltgifte wie Auto- und Industrieabgase, Ozon, Nitrate, Schwermetalle und Pestizide verstärken das Auftreten freier Radikaler. Je belasteter unsere Umwelt ist, umso wichtiger wird es, sich vor dem Angriff dieser aggressiven Verbindungen zu schützen. Antioxidantien stabilisieren unsere Körperzellen und verhindern damit, daß sie von freien Radikalen zerstört werden.

Wo freie Radikale auftreten.

■ Unser Organismus ist den freien Radikalen also nicht hilflos ausgeliefert. Folgende Antioxidantien oder »Radikalenfänger« unterstützen das Immunsystem in seiner Arbeit:

Diese Vitamine wirken als »Radikalenfänger«.

- Beta-Karotin (Provitamin A)
- Vitamin A
- Vitamin E
- Vitamin C
- Selen

Schwarzkümmel weist einen Gehalt dieser natürlichen Antioxidantien auf. Zusätzlich sind einigen Schwarzkümmelölprodukten noch Antioxidantien zugesetzt, entweder Beta-Karotin oder Vitamin E, die das Öl gleichzeitig auf natürliche Weise konservieren. Denn sie unterbinden eine Reaktion mit Sauerstoff und verhindern somit, daß das Öl ranzig wird. Antioxidantien bewirken auch im Organismus, daß die zugeführten ungesättigten Fettsäuren nicht oxidieren; so können diese ihre gesunde Wirkung nicht verlieren.

Das Spurenelement Selen

Mineralien für das Abwehrsystem

Selen gehört mit Zink, Eisen, Kupfer und Magnesium zu den Mineralien, die für eine funktionierende Abwehr besonders wichtig sind. Sie sollten daher darauf achten, Ihren Körper sowohl ausreichend mit Selen als auch den anderen Mineralien zu versorgen. Selen wirkt als Radikalenfänger, bindet Schwermetalle an sich und hilft somit dem Körper bei der Entgiftung. Einen hohen Selengehalt weisen Fisch, Meeresfrüchte, Reis und Sojabohnenkeimlinge auf.

Ebenfalls wichtig: Zink

■ Neben Selen ist Zink ein für das Immunsystem sehr wichtiges Mineral; es beeinflußt die Bildung von Antikörpern und Gedächtniszellen und erhöht die Aktivität der Freßzellen. Viel Zink ist etwa in Hafer, Weizen, Fleisch, Fisch und Schalentieren vorhanden.

Die Wirkungen auf einen Blick

■ Mit seinen vielen wertvollen Inhaltsstoffen kann der Schwarzkümmel unsere Gesundheit nachhaltig unterstützen.

Schwarzkümmel fördert unser Immunsystem und damit unsere gesamte Gesundheit.

So hilft der Schwarzkümmel

Schwarzkümmel
- hat eine antibakterielle, antivirale und antimykotische Wirkung
- wirkt sekretlösend und bronchialgefäßerweiternd
- senkt den Blutzuckerspiegel
- beugt Gefäßkrankheiten vor
- wirkt verdauungsfördernd
- wirkt entwässernd und entgiftend
- hat eine harntreibende und gallefreundliche Wirkung
- beschleunigt die Wundheilung und Zellerneuerung
- wirkt als Radikalenfänger
- verhindert die typischen Symptome einer Allergie
- harmonisiert das Immunsystem
- stabilisiert damit auch das Hormonsystem und die Psyche

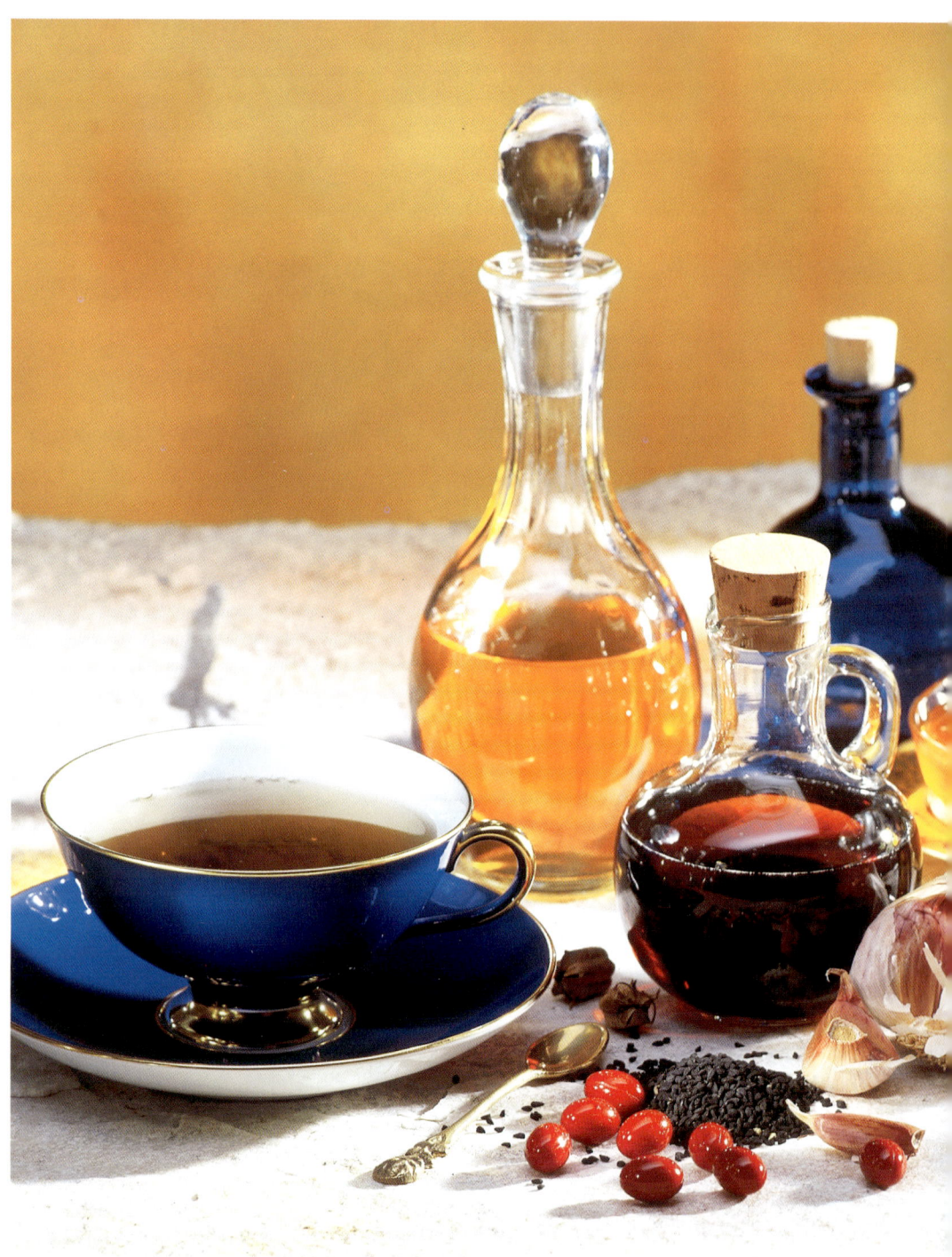

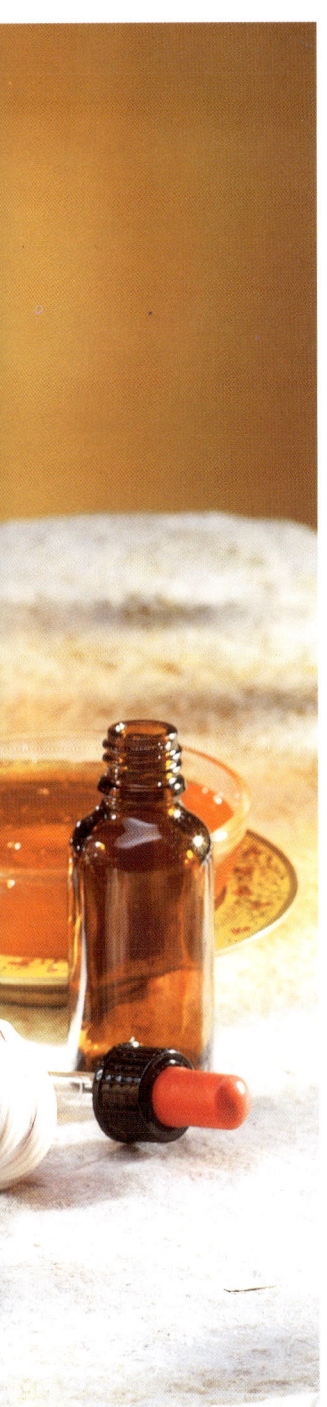

Natürlich vorbeugen, heilen, pflegen

Vielleicht haben Sie sich nun entschlossen, mit Schwarzkümmel Ihre Abwehr zu stärken, oder Sie suchen praktischen Rat, um bestimmte Beschwerden zu lindern. Im nächsten Kapitel erfahren Sie nicht nur, wie, sondern auch wofür Sie Schwarzkümmel einsetzen können. Einfache Grundrezepte, wirksame Anleitungen und Kuren zur Selbstbehandlung verhelfen Ihnen auf natürliche Weise zu mehr Wohlbefinden. Und für die Anwendung bei Kindern, die Schwarzkümmel sehr gut vertragen, finden Sie eine Vielzahl von hilfreichen Extra-Tips.

Rezepte und Tips für die Selbstbehandlung

Schwarzkümmel läßt sich innerlich und äußerlich anwenden.

Vielseitige innere Anwendung
● Bereits für die innere Anwendung stehen Ihnen mehrere Möglichkeiten offen: Sie können den Samen, das Öl oder Ölkapseln einnehmen, pur oder in Kombination mit anderen Substanzen.

● Ergänzend zur inneren bietet sich bei vielen Beschwerden auch eine äußere Anwendung mit Schwarzkümmel an. Dazu gibt es Rezepturen, von denen Sie die meisten ohne großen Aufwand selbst herstellen können.

Unkomplizierte Selbstbehandlung
● Eine Selbstbehandlung mit Schwarzkümmel ist in jedem Fall ganz unkompliziert – wenn Sie ein paar Grundregeln für Erwerb und Handhabung des Heilmittels befolgen.

Worauf Sie beim Kauf achten sollten

Für den therapeutischen Erfolg ist die Qualität des Schwarzkümmels entscheidend.

● Die Samen sollten möglichst erntefrisch sein. Frische Samen erkennen Sie daran, daß beim Zerdrücken Öl austritt; alte Samen sind trocken und haben den typischen, intensiven Schwarzkümmelgeruch verloren. Achten Sie darauf, daß die Samen sauber und hygienisch verpackt sind.

Die Samen dürfen nicht trocken sein.

● Beim Öl ist wichtig, daß es aus erster Pressung stammt und kaltgepreßt gewonnen wurde. Nur diese Herstellungsweise garantiert, daß die leicht flüchtigen ätherischen Öle, Vitamine und anderen wertvollen Inhaltsstoffe erhalten bleiben. Bei anderen Pressungstechniken entsteht ein minderwertiges Öl.

● Abzuraten ist insbesondere von chemisch hergestellten Ölen, die man meist an einem niedrigen Preis erkennt. Verwenden Sie möglichst keine Schnäppchen aus dem Urlaub

Kein raffiniertes Öl kaufen!

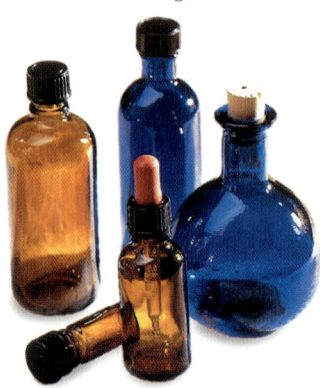

Die richtige Lagerung

Lieber etwas teurer.
oder Produkte von Billiganbietern. Zu billige Produkte können auch mit anderen Ölen gemischt sein. Gute Qualität ist leider etwas teurer, dafür aber auch gesünder.

● Auch das Herkunftsland spielt für die Qualität eine entscheidende Rolle, da sich die verschiedenen Sorten sehr stark in ihrer Wirkung unterscheiden. Im Rezept- und Kurteil wurde ausschließlich der »Ägyptische Schwarzkümmel« verwendet, da diese Sorte einen besonders hohen Anteil an wirkungsvollen Substanzen enthält.

● Da es auch giftige Schwarzkümmelsorten gibt, sollten Sie nur geprüfte, reine Öle kaufen.

Wo Sie die Produkte bekommen.
▶ Schwarzkümmelsamen, abgefülltes Öl oder mit Öl gefüllte Kapseln können Sie in Ihrer Apotheke, im Reformhaus oder im Naturkostladen kaufen. Lassen Sie sich beraten, welches Produkt für Sie am ehesten in Frage kommt (»Bezugsquellen«, Seite 94).

Die richtige Lagerung

▶ Werden Schwarzkümmelprodukte und -rezepturen sachgerecht gelagert, können sie auch ohne Qualitätsverlust einige Zeit aufbewahrt werden.

● Das Gefäß mit dem Schwarzkümmelöl muß stets fest verschlossen sein, da sonst seine ätherischen Anteile entweichen. Für Rezepturen empfiehlt es sich, Fläschchen aus dunklem, lichtgeschützem Glas oder entsprechende Tiegel zu verwenden, die Sie in Naturkostläden, Apotheken oder Spezialgeschäften erhalten.

● Lagern Sie Schwarzkümmelprodukte immer trocken, lichtgeschützt und unter 25 Grad, am besten in einer kühlen Speisekammer.

Licht- und luftgeschützt, trocken und kühl lagern.

Die wertvollen ungesättigten Fettsäuren sind sehr reaktiv und verbinden sich leicht mit den Sauerstoffmolekülen der Luft. Das Öl verdirbt dann und verliert nicht nur seine positive Wirkung, sondern kann den Organismus sogar belasten und den Cholesterinspiegel erhöhen.

● Riechen Sie daher bitte immer vor Gebrauch, ob das Schwarzkümmelöl noch in ordnungsgemäßem Zustand und nicht ranzig ist.

● Schreiben Sie das Datum des Anbruchstages auf die Flasche, damit Sie die Haltbarkeit überprüfen können. Das Öl ist nach Anbruch 3 bis maximal 6 Monate verwendbar.

Nur begrenzte Haltbarkeit

Rezepte und Tips für die Selbstbehandlung

Rezepturen nicht zu lange aufheben.

- Alle Rezepturen sollten Sie auch bei sachgemäßer Lagerung alsbald verbrauchen, da sich die ätherischen Öle leicht verflüchtigen und die fetten Bestandteile nach einiger Zeit ranzig werden können.
- Bewahren Sie auch pflanzliche Präparate immer kindersicher auf.

Innerliche Anwendung

Bei einer regelmäßigen Einnahme von Schwarzkümmel versorgen Sie Ihren Körper in ausreichender Menge mit den wichtigen mehrfach ungesättigten Fettsäuren. Dabei spielt es keine Rolle, ob Sie nun das Öl pur einnehmen, den Samen täglich in der Küche als Gewürz verwenden oder mit einem Schwarzkümmelprodukt Ihre Nahrung ergänzen.

Schwarzkümmelöl

Generelle Einnahme: zu den Mahlzeiten

Für eine gezielte therapeutische Anwendung eignet sich vor allem das Schwarzkümmelöl.
▶ Das flüssige Öl nehmen Sie, soweit hier nicht anders empfohlen, am besten zu den Mahlzeiten ein. Als Nebeneffekt stellen Sie dadurch gleich sicher, daß die in den Speisen enthaltenen fettlöslichen Vitamine vom Körper aufgenommen werden können.
▶ Zusätzlich sollten Sie das Öl ab und zu in der Küche verwenden, etwa an Salaten. Lassen Sie sich durch die Kochrezepte ab Seite 90 inspirieren.
Wer das Öl mit dem etwas strengen Geschmack nicht pur schlucken möchte, kann auch zu Ölkapseln greifen, die es in Apotheken zu kaufen gibt.

Das Öl auch in der Küche verwenden.

Schwarzkümmelsamen

Die Samen sind eine unentbehrliche Zutat für viele Rezepturen, werden in manchen Fällen aber auch pur eingenommen. Zur besseren Wirksamkeit müssen sie meist gemahlen werden. Dazu empfiehlt sich, sie in einem Mörser zu zerstoßen, da sie sehr viel Öl abgeben.

Die Samen am besten im Mörser zerkleinern.

Hinweis: Beim Einnehmen von Schwarzkümmel tritt ein leichter Nachgeschmack im Mund auf, der sich durch Aufstoßen bemerkbar machen kann. Diese Begleiterscheinung verschwindet aber bei regelmäßiger Anwendung bereits nach einigen Tagen.

PRAXIS

Innerliche Anwendung

Die Vorteile von Ölkapseln

Praktisch für die Reise Kapseln sind in der Anwendung etwas handlicher als das Öl; man kann sie leicht mit etwas Flüssigkeit schlucken und hat sie auch unterwegs immer schnell griffbereit. Entscheidender ist jedoch, daß Kapselpräparate nicht nur die Qualität und Reinheit des Öls sicherstellen, sondern auch eine standardisierte Menge (etwa 400 mg) beinhalten, was bedeutet, daß eine gleich hohe Konzentration der Inhaltsstoffe für jede einzelne Kapsel gewährleistet ist. Sie **Genaue Dosierung möglich** lassen sich daher sehr genau dosieren und gezielt einsetzen. Die Kapselform verhindert auch, daß die flüchtigen ätherischen Öle entweichen; damit ist eine gleichbleibende Qualität länger als beim offenen Öl garantiert.

● Mit der Einnahme von 1 Kapsel 3mal täglich decken Sie optimal Ihren Bedarf an ungesättigten Fettsäuren.

● Schwarzkümmelöl, offen oder als Kapseln, können Sie in Apotheken, Naturkostläden und Reformhäusern kaufen. Es gibt in Deutschland etwa 30 Anbieter. Einige der in Deutschland angeboten Produkte enthalten zugesetzte Vitamine und Mineralien.

Die Kapseln sollten trocken und kühl gelagert werden, damit ihre Gelatinehülle nicht schmilzt.

Speziell für Kinder

Für Kinder gibt es spezielle Kinderkapseln (»mono«) aus der Apotheke, die kleiner sind und besser geschluckt werden können.

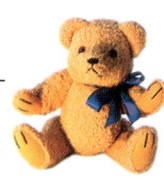

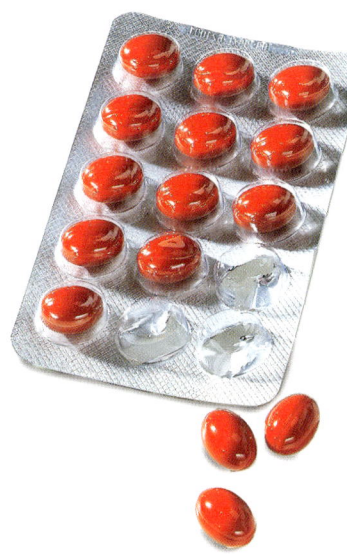

Kapseln mit Schwarzkümmelöl gibt es für Erwachsene und für Kinder.

Allgemeine Einnahmeempfehlung

▶ Zur Vorbeugung von Krankheiten und zur Grundversorgung mit den mehrfach ungesättigten Fettsäuren empfiehlt sich die Normaldosis.

PRAXIS

Rezepte und Tips für die Selbstbehandlung

Normaldosis

1 Gramm täglich

Etwa 1 Gramm Schwarzkümmelöl pro Tag einnehmen, das entspricht einer Menge von 2 bis 3mal 1 Kapsel oder 2 bis 3mal 1/2 Teelöffel Öl. Erst in dieser Konzentration entfaltet sich eine spürbare Wirkung, und Sie können langfristig einen Immunschutz aufbauen.

Erhöhte Dosis

▶ Die Normaldosis sollten Sie in folgenden Fällen erhöhen:
● Bei chronischen Erkrankungen wie Asthma, Allergie oder Neurodermitis muß eine hohe Dosis von 3mal 2 bis 3 Kapseln oder 3mal 1 bis 1 1/2 Teelöffeln Öl über mehrere Monate eingenommen werden. Nach Besserung der Symptome kann man dann langsam auf die normale Tagesdosis reduzieren.
● Bei akuten Beschwerden, besonders bei Erkältungskrankheiten, empfiehlt sich eine Stoßtherapie mit einer hohen Einnahmemenge von täglich 3mal 3 bis 4 Kapseln oder 3mal 2 Teelöffeln Öl über einen Zeitraum von 5 Tagen.

Stoßtherapie bei Infekten

Schwarzkümmel für Kinder

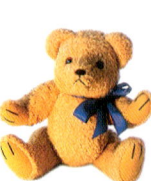

Von Kindern wird Schwarzkümmel in der Regel sehr gut vertragen. Selbst bei chronischen Krankheiten kann damit eine erstaunliche Verbesserung des Beschwerdebilds erreicht werden. So hilft Schwarzkümmel Kindern besonders bei Neurodermitis, Asthma oder Allergien.

Dosierung

Kinder nehmen je nach Alter täglich folgende Menge ein:
● Kinder bis 4 Jahre: 2mal 1 Kinderkapsel (in der Apotheke erhältlich) oder 2mal 1/4 Teelöffel offenes Öl.
● 5 bis 11 Jahre: 2 bis 3mal 1 Kinderkapsel oder 2 bis 3mal etwa 1/4 Teelöffel Öl.
● Ab 12 Jahre: 3mal 1 bis 2 Kin-

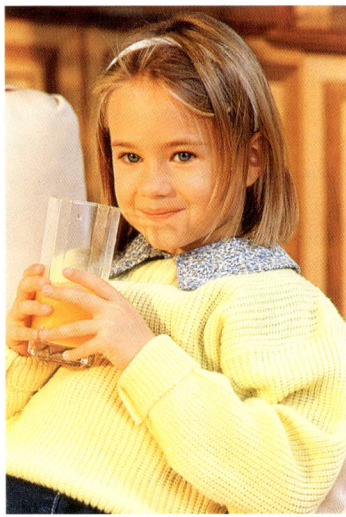

Kinderkapseln erleichtern den Kleinen die Einnahme.

Innerliche Anwendung

derkapseln täglich oder 3mal etwa 1/4 Teelöffel Öl.

▶ Kinder beginnen die Einnahme mit einer niedrigen Dosierung. Geben Sie Ihrem Kind zunächst 1mal täglich 1 Kinderkapsel oder 1/4 Teelöffel Öl. Allmählich können Sie die Dosierung je nach Alter auf täglich 2 bis 3 Kinderkapseln oder die entsprechende Menge offenen Öls steigern.

Dosis erst allmählich steigern.

Schwarzkümmel in der Schwangerschaft

Die Einnahme von Schwarzkümmel während der Schwangerschaft oder Stillzeit ist unbedenklich. Er kann auch in dieser Zeit helfen, Beschwerden nebenwirkungsfrei zu lindern, und soll sogar die Milchsekretion fördern.

Für Schwangere unbedenklich

Schwarzkümmeltee

Ein Teeaufguß von gemahlenen Schwarzkümmelsamen unterstützt die Wirkung des eingenommenen Öls. Die Samen lassen sich sehr gut in einem Porzellanmörser zerstoßen oder auch in einer Nußmühle mahlen (Vorsicht, sie sind sehr ölhaltig!). Pro Tasse brauchen Sie 1 Eßlöffel Samen.

▶ Geben Sie den zerkleinerten Schwarzkümmelsamen und die weiteren Zutaten der vorgeschlagenen Rezeptur in ein Teesieb, einen Teebeutel oder ein Teei. Mit kochendem Wasser überbrühen und etwa 10 Minuten ziehen lassen. Den Beutel auspressen und den Tee heiß trinken.

▶ Zur Verstärkung der Wirkung können Sie 5 bis 10 Tropfen Schwarzkümmelöl hinzugeben und den Tee nach Geschmack mit Honig süßen.

So wird's gemacht.

Extra-Tip

Ideal für den Schwarzkümmeltee ist eine Kräuterteetasse mit Deckel, die verhindert, daß sich die ätherischen Öle verflüchtigen.

▶ Bei akuten Beschwerden den Tee mehrmals täglich frisch aufbrühen und trinken.

Inhalation

Mit der Samenmischung der Teerezepte und dem Öl können Sie auch eine wirkungsvolle Inhalation durchführen. Inhalationen haben den Vorteil, daß die ätherischen Öle des Schwarzkümmels ihre schleimlösende Wirkung direkt in der Lunge und den Bronchialästen entfalten können.

Eine Wohltat für die Atemwege

PRAXIS

Rezepte und Tips für die Selbstbehandlung

▶ Geben Sie die jeweils angegebene Mischung und zusätzlich 10 bis 20 Tropfen reines Schwarzkümmelöl in eine Schüssel; mit 1 bis 2 Liter kochendem Wasser aufgießen. Legen Sie ein Handtuch über Kopf und Schüssel, und atmen Sie ungefähr 15 Minuten lang die aufsteigenden Dämpfe ein.
▶ Wiederholen Sie die Anwendung 2 bis 3mal täglich, mindestens eine Woche lang.
Wegen der Verbrühungsgefahr dürfen Kinder und gebrechliche Personen nicht unbeaufsichtigt inhalieren.

Wichtig: Kinder nicht allein inhalieren lassen.

Extra-Tip

Nicht jeder mag den typischen, etwas auffälligen Geruch des Schwarzkümmels. Sie können daher Ihre Pflegerezepte mit ein paar Tropfen eines natürlichen Duftöls (erhältlich in Naturkosmetikläden) mischen, etwa mit Orangenblütenöl. Testen Sie vorher auf der Haut, ob Sie das Duftöl auch vertragen.

Äußerliche Anwendung

Für die äußere Anwendung eignet sich das Öl pur oder mit Zusätzen, die seine Wirkung steigern oder beschleunigen. Ekzeme etwa heilen nach regelmäßigem Einreiben mit Schwarzkümmelöl rasch ab, für Haupilz gibt es eine Salbe aus Schwarzkümmel und Apfelessig. Das Öl ist jedoch auch eine ausgezeichnete Grundlage für die Herstellung von Gesichtspflegemasken, Cremes und Peelings. Seine pflegenden Eigenschaften machen es zu einer Bereicherung in der Schönheitspflege.

Rezepturen zur Abheilung und für die Hautpflege

Das Öl – lindernd und pflegend

Schwarzkümmelöl pur wird bei Neurodermitis und anderen Hautkrankheiten angewendet. Außerdem läßt es sich bei Muskelverspannungen und Gelenkschmerzen einsetzen.
▶ Erwärmen Sie das Öl vor der Behandlung leicht in einem Wasserbad. Verreiben Sie es sanft auf den betroffenen Regionen.
▶ Zur Ganzkörperpflege können Sie Ihr persönliches Köperöl mit Schwarzkümmelöl mischen.
▶ Bei einer Massage des Bauch- und Lendenwirbelbereiches verstreichen Sie das erwärmte Öl mit leichtem Druck im Uhrzeigersinn.

Anwendung des puren Öls

Äußerliche Anwendung

▶ Bei Muskelverspannungen sollten Sie 2mal täglich das Öl einmassieren.

▶ Jede Rezeptur sollte möglichst frisch hergestellt und in kurzer Zeit verbraucht werden. Salben und Cremes kann man bei Kühlung etwa drei Monate aufbewahren.

Salben und Cremes gekühlt aufbewahren.

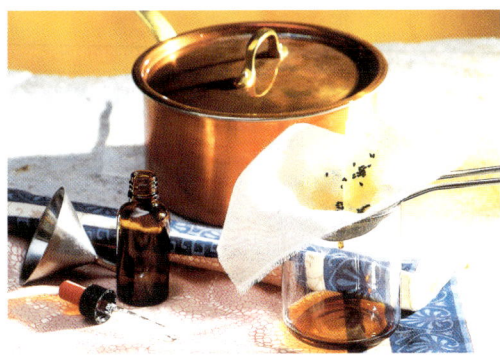

Ozonisiertes Schwarzkümmelöl

Ozonisiertes Schwarzkümmelöl eignet sich ebenfalls hervorragend für die Behandlung von Hauterkrankungen. Dazu wird das Schwarzkümmelöl mechanisch mit Ozon (dreifacher Sauerstoff) angereichert. Ozon entzieht Bakterien und anderen Keimen Wasser; dabei trocknen die Erreger aus und sterben ab. Ozonisiertes Öl desinfiziert daher sehr gut die Hautoberfläche, ohne die Haut selbst anzugreifen.

▶ Diese Aufbereitung kann nur mit Hilfe einer bestimmten Apparatur durchgeführt werden. Sie können sich das ozonisierte Öl in einer naturärztlichen Praxis herstellen lassen. Durch diese Behandlung erhält das Öl eine wunderbar cremige Konsistenz, vergleichbar mit weichem Schmalz, und läßt sich sehr schön auftragen und verreiben.

Einen Ölsud herstellen

Der Ölsud aus Schwarzkümmel ergibt eine hochwirksame, fette Tinktur, die bei Ohrenschmerzen hilft. Dazu brauchen Sie Schwarzkümmelöl und -samen sowie ein Pipettenfläschchen (erhältlich in der Apotheke).

▶ Erhitzen Sie etwa 6 Eßlöffel Schwarzkümmelöl bei mäßiger Temperatur in einem Topf. Geben Sie 3 Eßlöffel Schwarzkümmelsamen hinzu. Vorsicht, Spritzgefahr! Bei ganz niedriger Temperatur 30 Minuten ziehen lassen. Anschließend die Masse filtrieren. Dazu den Sud am besten durch ein kleines Sieb gießen, das mit einem Mulltuch ausgelegt ist. Den Sud abkühlen lassen, in ein sauberes Pipettenfläschchen füllen und gut verschließen.

Den Ölsud durch ein Sieb filtern, das mit einem Tuch ausgelegt ist.

Rezepte und Tips für die Selbstbehandlung

Apfelessig – ein wirkungsvoller Zusatz

Mischungen sind oft ganz leicht herzustellen.

Dem Schwarzkümmelöl können eine Reihe von natürlichen Substanzen hinzugefügt werden, die seine Wirkung erhöhen oder beschleunigen. Wird das Öl mit wasserhaltigen Zusätzen vermischt, verändert es seine Konsistenz. Es entsteht eine Emulsion in Form einer Creme oder Salbe, die länger auf der Hautoberfläche haften bleibt. Dadurch werden die Wirkstoffe besser aufgenommen.

- Der hier am häufigsten verwendete Zusatz ist Apfelessig. Beide Naturheilmittel bilden zusammen die Grundlage für sehr wirkungsvolle Rezepturen zur äußeren, aber auch inneren Anwendung.
- Apfelessig verfügt in purer Form ebenfalls über viele heilende und pflegende Eigenschaften, stärkt das Immunsystem und eignet sich aufgrund seiner reinigenden Wirkung auch hervorragend zur Entgiftung des Körpers. Auch beim Kauf des Essigs sollten Sie auf Qualität achten (»Bücher, die weiterhelfen«, Seite 94).

Extra-Tip

Wenn Sie Ihre Rezeptur in einen Tiegel füllen, sollten Sie die benötigte Menge immer mit einem sauberen Spatel entnehmen; so verhindern Sie, daß Keime hineingelangen.

Apfelessig ist ein natürliches und vielseitiges Heilmittel.

Grenzen der Selbstbehandlung

Alltagsbeschwerden lassen sich mit Schwarzkümmel sehr gut lindern. Sie sollten jedoch bedenken, daß auch eine natürliche Substanz kein harmloses Mittel ist. Gerade die stark blutzuckersenkende Wirkung des Schwarzkümmels beweist, wie nachhaltig die Wirkstoffe dieser Pflanze die Stoffwechselvorgänge im Körper beeinflussen.

▶ Diabetiker sollten keine Selbstbehandlung mit Schwarzkümmel durchführen, sondern gemeinsam mit dem behandelnden Arzt die optimale Therapie entwickeln, um die Gefahr einer Unterzuckerung zu vermeiden.

▶ Die empfohlene Einnahmemenge sollte auf keinen Fall überschritten werden. Wenn Sie Fragen zu Beschwerden und Krankheiten haben, suchen Sie bitte Ihren Arzt auf und lassen Sie sich beraten.

Bitte beachten Sie die Hinweise!

Lindern und heilen mit Schwarzkümmel

Überlieferte und neue Rezepte

Schwarzkümmel läßt sich bei zahlreichen Beschwerden einsetzen. Die hier vorgestellten Rezepturen sind teils aus der ägyptischen Heilkunde überliefert, teils in naturärztlichen Praxen neu entwickelt und erprobt worden.

▶ Verwenden Sie am besten Samen, Öl und Produkte aus ägyptischem Schwarzkümmel, dessen hohe Qualität wissenschaftlich bestätigt wurde.

▶ Bei den meisten Beschwerden hilft oft schon die Einnahme von Schwarzkümmelöl in der empfohlenen Menge. Die übrigen Anwendungsvorschläge, etwa Tees oder äußere Anwendungen, können jedoch eine Heilung unterstützen oder beschleunigen. Mit einer Kombination aller Rezepturen steigern Sie die Erfolgsaussichten der Behandlung.

▶ Auch wenn Sie gesund sind, sollten Sie Ihr Immunsystem und Ihren gesamten Organismus unterstützen, indem Sie regelmäßig über ein paar Wochen eine Normaldosis Schwarzkümmelöl einnehmen. Verwenden Sie auch Öl und Samen in der Küche.

Gesünder leben mit Schwarzkümmel.

Bitte beachten Sie

Der Einfachheit halber wird jeweils die Einnahmemenge für die Kapseln angegeben:
- 1 Kapsel entspricht etwa 1/2 Teelöffel Schwarzkümmelöl.
- 2 Kapseln entsprechen 1 Teelöffel Öl.
- Die Dosierungsanleitungen für Kinder sind immer auf die Kinderkapseln bezogen. Hier entspricht 1 Kapsel etwa 1/4 Teelöffel Öl, 2 Kapseln etwa 1/2 Teelöffel.

Abwehrschwäche

Die Aufgabe unseres Immunsystems besteht darin, schädliche Substanzen und Organismen abzuwehren. Stimmen die äußeren Rahmenbedingungen, dann kann es diese Abwehraufgabe zuverlässig erfüllen. Doch wenn das Immunsystem durch negative äußere und innere Faktoren zusätzlich belastet wird, kann es nicht mehr reibungslos funktionieren.

▶ Wer häufig krank wird, ständig erkältet ist oder sich chronisch müde und abgeschlagen fühlt, sollte unbedingt seine Abwehr stärken.

Schnell gerät das Immunsystem aus dem Gleichgewicht.

PRAXIS

Lindern und heilen mit Schwarzkümmel

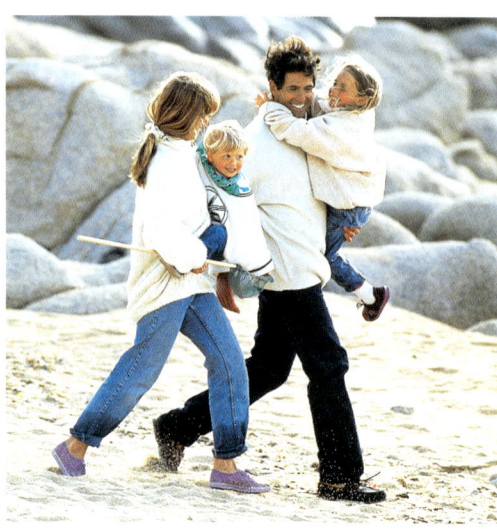

Ein starkes Abwehrsystem steigert die Lebensqualität.

Schwarzkümmel kann aufgrund seiner Zusammensetzung ein geschwächtes Immunsystem in seiner Funktion stärken und gleichzeitig übersteigerte Abwehrreaktionen drosseln (Seite 23).

Einnahmeempfehlung

- Bei den ersten Anzeichen für den Ausbruch einer Erkältung oder eines grippalen Infekts sollten Sie sofort eine Stoßbehandlung durchführen und Schwarzkümmelöl hoch dosiert, das heißt 3mal täglich 3 bis 4 Kapseln, über einen Zeitraum von 5 Tagen einnehmen (Seite 36). Der Verlauf der Infektion wird dadurch oft abgemildert und verkürzt.

- Wenn Sie oder Ihr Kind jedoch schon fiebern, ist es für eine Stimulation zu spät. Denn die Abwehr ist schon mitten im Kampf gegen die infektiösen Erreger und kann durch eine hohe Dosierung von abwehrstärkenden Substanzen abgelenkt werden. Dann sollten Sie besser nur die Normaldosis schlucken.

- Wissenschaftliche Untersuchungen haben auch der »Intervalltherapie« große Erfolge bescheinigt. Dabei wird nach 4 bis 5 Tagen Behandlung mit dem Immunhelfer eine ebenso lange Pause ohne Einnahme eingelegt. Ähnlich wie heiß-kalte Wechselduschen bringt diese Einnahme mit Unterbrechungen das Immunsystem erst so richtig auf Trab.

- Zum Aufbau eines langen Immunschutzes sollten Sie das Schwarzkümmelöl »kurmäßig« einnehmen, das heißt mindestens 3 bis 6 Monate täglich 3mal 2 Kapseln.

Vorsicht, wenn der Infekt schon ausgebrochen ist!

Speziell für Kinder

Für Kinder, die an einer Abwehrschwäche leiden, finden Sie ein Extra-Kapitel »Immunkur für Kinder« (Seite 86) mit weiterführenden Hinweisen, wie Sie das Immunsystem Ihres Kindes stärken können.

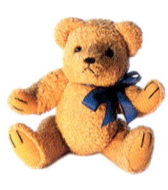

PRAXIS

Allergien

43

Was Sie sonst noch tun können

▶ Nutzen Sie auch folgende Immunstimulantien:

Vitaminpräparate
- Als weitere Nahrungsergänzungsmittel stärken Multivitaminpräparate und hoch dosiertes Vitamin C das Immunsystem.
- Verschaffen Sie sich regelmäßig Bewegung und gehen Sie öfter in die Sauna.
- Eine abwechslungsreiche, vollwertige und ballaststoffreiche Ernährung unterstützt den gesamten Organismus in seiner Abwehrfunktion.
- Achten Sie auch sonst auf eine gesunde Lebensweise. Denn die beste Heilpflanze kann ihre Wirkung nicht voll entfalten, wenn der Anwender stark raucht, gestreßt ist oder zu wenig schläft.
- Bedenken Sie, daß für eine intakte Abwehr auch der Einklang von Körper und Geist erforderlich ist. Gönnen Sie sich auch mal »Auszeiten«, und nehmen Sie Gelegenheiten wahr, um zu mehr innerer Ruhe und Gelassenheit zu gelangen. Sie werden schnell spüren, daß ein ausgeglichenes, intaktes Immunsystem auch Ihre seelische Verfassung positiv beeinflußt und damit Ihr gesamtes Wohlbefinden steigert.

Seelische Ausgeglichenheit und innere Harmonie finden.

Allergien

Allergien und Atopien (auf Allergien zurückgehende Erkrankungen der Haut) sind in den Industrieländern weiter auf dem Vormarsch. In Europa leidet schon jeder dritte an Heuschnupfen, Asthma, einer Nahrungsmittelallergie oder Neurodermitis. Die Dunkelziffer der unentdeckten Allergien dürfte sehr hoch sein, denn viele Beschwerden lassen sich auch mit anderen Ursachen erklären.

Weitverbreitet und mit hoher Dunkelziffer

Was bei einer allergischen Reaktion passiert

Alle allergischen Beschwerden lassen sich auf eine Überreaktion der Abwehr zurückführen. Diese kommt zustande, weil der Körper irrtümlich einen harmlosen Stoff als starken Feind einschätzt und auf ihn mit allen Möglichkeiten der Abwehr reagiert. Der gesamte Organismus gerät folglich in eine Art Alarmzustand. So schüttet der Körper vermehrt das Gewebshormon Histamin aus, das an der Abwehr entscheidend beteiligt ist. Dieses Hormon bewirkt dann Symptome wie Niesreiz, Schnupfen oder Ausschläge. Die betroffene Person fühlt sich bei einem allergischen Anfall abgeschlagen, müde, erschöpft und krank. Eine Überreaktion kann so weit gehen, daß es zu Atemnot oder zum »allergischen« Schock (anaphylaktischer Schock) kommen kann.

Lindern und heilen mit Schwarzkümmel

■ Die Stoffe, die eine Allergie verursachen, werden Allergene genannt und können fast überall herstammen: aus der Nahrung, aus Kosmetika, von Pflanzen (vor allem Pollen), von Tieren (Tierhaare) und vielem mehr. Hausstaub löst eine bekannte Allergie aus, und auch die inzwischen recht verbreitete »Mallorca-Akne«, hervorgerufen durch intensives Sonnenbaden und bestimmte Sonnencremes, gehört in den weiten Kreis der allergischen Erkrankungen.

▶ Dem Angriff der Allergene kann der Allergiker nur ein ausgeglichenes Immunsystem entgegensetzen. Dieses zu stabilisieren muß also das Ziel einer Therapie sein.

Allergiker müssen ihr Immunsystem stabilisieren.

Hoffnung für Allergiker

Die Ergebnisse einer Studie über den Einsatz von ägyptischem Schwarzkümmel bei Allergikern geben Anlaß zur Hoffnung. Im Münchener »Institut zur Erforschung neuer Therapieverfahren chronischer Krankheiten und Immunologie« wurde eine Testreihe mit allergischen Patienten durchgeführt. Bei 85 Prozent der Patienten schlug Schwarzkümmelöl an: Die allergischen Überreaktionen konnten weitgehend gedämpft und die Symptome gelindert werden.

● Die allergische Reaktion auf einen bestimmten Stoff zeigt ein breitgefächertes Beschwerdebild: Schnupfen mit Niesanfällen und vermehrter Schleimbildung, Asthma, Bindehautreizung oder -entzündung, juckende Ausschläge, Schwellungen oder Rötungen der Haut können auftreten.

Vielfältige Beschwerden

● Andererseits ist es schwierig, eine Allergie festzustellen. Die Symptome einer Nahrungsmittelallergie etwa fallen so unterschiedlich aus, daß eine genaue Diagnose oft schwerfällt: Die auftretenden Beschwerden wie Kopfschmerzen, Migräne, Schwindel, Depressionen, Herz-Rhythmus-Störungen und Durchfall können nämlich auch eine Reihe von anderen Ursachen haben.

Schwarzkümmelöl als Alternative

Die gängige Methode der Desensibilisierung (allmähliche Gewöhnung an das Allergen), schlägt leider nicht bei allen Stoffen und Patienten an. Die Gabe von Antihistaminika und Kortison hat neben der gewünschten Unterdrückung der Histamin-Ausschüttung und der Entzündung eine Reihe von Nebenwirkungen und sollte daher nur kurzfristig eingesetzt

Alternative zum nebenwirkungsreichen Kortison

Heuschnupfen

werden. Schwarzkümmel kann hier eine echte Alternative bieten.

Einnahmeempfehlung

▶ Die abwehrregulierende Eigenschaft des Schwarzkümmels tritt nicht von heute auf morgen ein. Allergiker müssen deshalb etwas Geduld aufbringen. Eine erste Besserung der Symptome kann bereits nach einigen Tagen beobachtet werden, doch für eine langfristige Beschwerdefreiheit muß das Schwarzkümmelöl über einen längeren Zeitraum (mindestens 3 bis 6 Monate) eingenommen werden. Allergiker nehmen in der Regel 3mal 1 bis 2 Kapseln täglich ein.

Bei Allergien Schwarzkümmel langfristig einnehmen.

▶ Bei einer saisonalen Allergie, wie etwa Heuschnupfen oder Mallorca-Akne, sollten Sie schon mit einer Behandlung beginnen, bevor die allergische Reaktion zu erwarten ist. Die Einnahme ist dabei in drei Phasen gegliedert:

Saisonale Allergie: Phasen beachten!

Phase 1 ● Die Startphase beginnt einige Monate vor der Allergiezeit. Dabei empfiehlt sich eine Tagesgabe von 3mal 1 bis 2 Kapseln.

Phase 2 ● Während der persönlichen Allergiezeit sollte die Tagesgabe auf 3mal 2 Kapseln gesteigert werden.

● In der Übergangszeit, also vom Abklang der Allergie bis zur Startphase, reicht eine Dosierung von 3mal täglich 1 Kapsel aus, um einen langfristigen Schutz aufzubauen.

Phase 3

Speziell für Kinder

● In der Startphase nehmen Kinder ab 4 Jahren 3mal 1 Kinderkapsel.
● In der Hauptallergiezeit kann die Dosis auf 3mal 2 Kinderkapseln erhöht werden.
● In der Übergangszeit wird 2mal täglich 1 Kinderkapsel verabreicht.

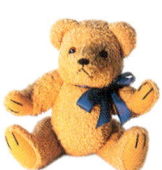

Heuschnupfen

Als Heuschnupfen bezeichnet man die allergische Reaktion auf bestimme Pollen. Niesanfälle, tränende Augen, Schnupfen, Jucken, Husten und Heiserkeit

Dieses Idyll kann für Allergiker zur Qual werden.

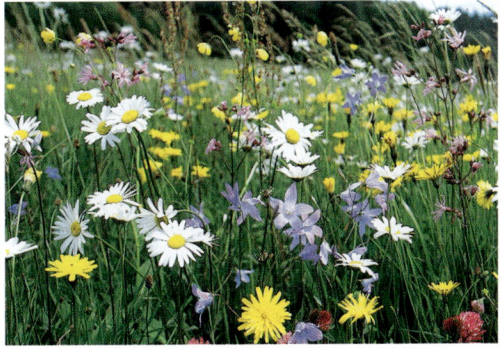

Lindern und heilen mit Schwarzkümmel

sind die unangenehmen Symptome, die nach einem Pollenkontakt auftreten können.

Einnahmeempfehlung

Eine höhere Dosis, wenn die Pollen fliegen.

▶ In der pollenfreien Zeit täglich 3mal 1 Kapsel einnehmen.
▶ In der Pollenflugperiode auf 3mal 2 Kapseln erhöhen.
▶ Kinderdosierung siehe unter »Einnahmeempfehlung« für Allergien allgemein (Seite 45).

Schwarzkümmeltee

▶ Den Tee wie auf Seite 37 beschrieben herstellen und bei akuten Beschwerden möglichst häufig trinken.

Inhalation

gemahlener Schwarzkümmelsamen 50 g
Schwarzkümmelöl 5 bis 20 Tr.
▶ Samen und Öl mit 2 Liter heißem Wasser in eine Schüssel geben, umrühren und etwa 15 Minuten inhalieren (Seite 37).
▶ Bei Beschwerden am besten mittags und vor der Nachtruhe anwenden.

2mal täglich

Nasenöl

Bei allergischem Schnupfen mit ständigem Sekretfluß und Niesattacken hilft das Nasenöl aus Schwarzkümmel. Die Zubereitung und Anwendung finden Sie im Kapitel »Schnupfen« (Seite 52).

Neurodermitis

Bei Neurodermitis (atopisches Ekzem) handelt es sich um eine chronische, stark juckende Entzündung der Haut. Die Erkrankung tritt häufig bei Kindern auf – schon acht Prozent aller Neugeborenen sind erkrankt –, die selbst oder deren Verwandte an Allergien oder Asthma leiden. Die genauen Ursachen für Neurodermitis sind weitgehend unbekannt.

Neurodermitis und Allergien hängen zusammen.

Mögliche Auslöser für einen Neurodermitisschub

- Allergien
- Nahrungsmittelallergene
- Baden in Süßwasser
- extreme Temperaturschwankungen
- überhitzte Räume
- seelische Belastung und Streß
- Farb- und Konservierungsstoffe
- Waschmittel mit Weichspüler
- Kleidung aus Schurwolle oder Kunstfaser
- Darmpilze (Candida)
- Lösungsmittel

Neurodermitis

Nach neuesten Untersuchungen scheinen in 60 Prozent aller Fälle Nahrungsmittelallergene eine Neurodermitis auszulösen. Vor allem Milchprodukte, gebratenes Fett, Eiklar und Zitrusfrüchte stehen im Verdacht, Rötungen und Juckreiz hervorzurufen.
Auch klimatische Bedingungen spielen eine Rolle.

Diese Lebensmittel sind zu meiden.

So kann man eine Abheilung begünstigen

Die Anlage, an Neurodermitis zu erkranken, ist angeboren und kann nicht geheilt werden. Allerdings kann der Entzündungsschub verhindert, gemildert oder zeitlich verkürzt werden. Da eine Reihe von Ursachen für den Ausbruch verantwortlich sind, muß die Behandlung ebenso vielseitig sein.
● Eine lange Stillzeit verhindert den frühzeitigen Kontakt des Babys mit Fremdstoffen.
● Umstellung der Kost auf vollwertige Ernährung
● Meiden von extrem feuchtem oder trockenem Klima, Klimakur
● höchst sparsam Seife, dafür rückfettende Dusch- oder Ölbäder verwenden
● nach jedem Bad einölen oder eincremen, Lotion oder Öl möglichst mit Schwarzkümmelöl anreichern

Die richtige Hautpflege spielt eine große Rolle.

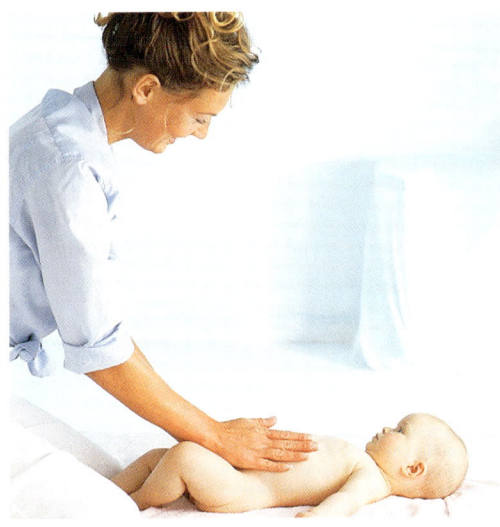

● tägliche Einnahme von Schwarzkümmelöl
● bei Befall mit Candidapilz eine Darmsanierung durchführen (Seite 76).

Regelmäßiges Einölen hilft auch Babys bei Neurodermitis.

Einnahmeempfehlung

▶ Bei regelmäßiger Einnahme von 8 Kapseln oder 4 Teelöffeln ägyptischem Schwarzkümmelöl über einen Zeitraum von 3 Monaten zeigt sich eine deutliche Besserung der Symptome.
▶ Eine regelmäßige äußere Anwendung mit dem Öl pflegt die betroffenen Hautregionen und fördert die Abheilung. Der Juckreiz läßt sich mit einem speziellen Körperöl lindern (Seite 48).

PRAXIS

Lindern und heilen mit Schwarzkümmel

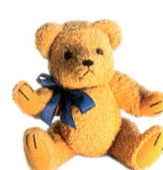

Speziell für Kinder

▶ Kindern ab 4 Jahren kann man je nach Alter und Verträglichkeit bis zu 3mal 2 Kinderkapseln verabreichen. Die Dosis sollte anfangs niedrig angesetzt werden (Seite 37). Auch das Körperöl ist für Kinder bestens geeignet.

Körperöl gegen Juckreiz

Diese Öle brauchen Sie

Jojobaöl	50 ml
Avocado- oder Weizenkeimöl	50 ml
Schwarzkümmelöl	20 ml
Teebaumöl	20 Tr.
für Kinder	5–10 Tr.

Und so wird's gemacht.
▶ Die Öle in einem Becherglas mit einem Glasstab verrühren, bis sie gut vermischt sind.
▶ Nach einem Bad auf die juckenden Hautregionen streichen und leicht einmassieren. Diese Behandlung so oft wie möglich durchführen. Übriggebliebenes Öl sollten Sie in einer dunklen Flasche lichtgeschützt aufbewahren und möglichst bald verbrauchen.

Schwarzkümmel-Apfelessig

Zutaten

Apfelessig	200 ml
Schwarzkümmelsamen	50 g
Schwarzkümmelöl	100 ml

▶ Apfelessig und gemahlenen Schwarzkümmelsamen in einem Topf zum Kochen bringen. Das Öl hinzugeben. Gut verrühren und von der Kochstelle nehmen. Abkühlen lassen. Flüssigkeit in eine dunkle Flasche füllen, fest verschließen und möglichst bald verbrauchen.

Zubereitung

▶ 3mal täglich 1 Teelöffel über einen längeren Zeitraum einnehmen.

Einnahmeempfehlung

Asthma

Asthma hat sich in den letzten Jahren bedrohlich ausgebreitet. Jeder zehnte Bundesbürger leidet akut oder chronisch darunter. Kinder sind besonders betroffen: Bereits bis zu 10 Prozent sind an Bronchialasthma oder verwandten Formen erkrankt.
Die meisten Asthmatiker sind hochgradig allergisch. Sie reagieren so stark auf harmlose Fremdkörper, daß sie durch die Abwehrreaktion ihren eigenen Körper schädigen. Die Überreaktion auf den fremden Stoff löst dann einen Asthmaanfall aus. Auch körperliche Anstrengung, Streß und psychischer Druck können zu einem Anfall führen. Die krampfartigen Anfälle halten oft ein paar Stunden über mehrere Tage an.

Ursachen und Auslöser für einen asthmatischen Anfall

Asthma

Symptome

■ Asthmaanfälle äußern sich durch folgende Symptome:
● starke Atemnot, hervorgerufen durch eine Verkrampfung und Verengung der Bronchialmuskulatur
● Anschwellen der Schleimhäute mit dickflüssiger, zäher Schleimbildung
● flache, keuchende, schwere Atmung
● heftiger Husten mit glasigem, zähem Auswurf
● mangelnde Sauerstoffversorgung (blaue Lippen!) löst Panik und Erstickungsangst aus
● hohe Pulsfrequenz
Langfristig tritt eine Schädigung der Herzmuskulatur, der Lungenbläschen und der Bronchialäste ein. Ein lang anhaltender Anfall kann lebensgefährlich sein, denn es droht Herz- oder Kreislaufversagen.

Arzt holen! Bei einem akuten Asthmaanfall ist die sofortige Einnahme von Kortison angezeigt und rasche ärztliche Hilfe unverzichtbar.

Linderung durch Schwarzkümmel

Neben einer notwendigen medizinischen Behandlung bei akuten Anfällen kann der Asthmatiker langfristig die wohltuenden Eigenschaften des Schwarzkümmels nutzen. Das Öl wirkt sekretlösend, bronchialgefäßerweiternd und reguliert die Ursachen des Anfalls – eine Überreaktion des Immunsystems.

Bei Asthmatikern wurde besonders häufig eine Darmpilzbesiedelung beobachtet. Lassen Sie von Ihrem Hausarzt prüfen, ob Ihre Darmflora zu viele Pilze enthält. Ist dies der Fall, sollten Sie eine Darmsanierung durchführen (»Darmsanierung«, Seite 76).

Oft ist der Darm geschädigt.

Einnahmeempfehlung

▶ Mindestens 2 Monate lang 3mal täglich 2 Kapseln einnehmen.
▶ Vor allem regelmäßige Inhalation sollten die Einnahme ergänzen.

Beim Inhalieren wirkt das Öl direkt auf die Bronchien.

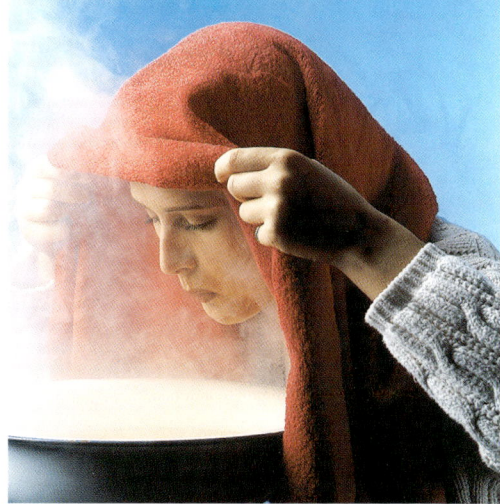

Lindern und heilen mit Schwarzkümmel

Inhalation

Rezept siehe Kapitel »Heuschnupfen« (Seite 46).
▶ Mindestens 1 Woche lang regelmäßig vor dem Schlafengehen inhalieren.

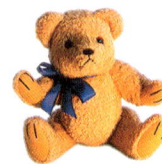

Speziell für Kinder

Kinder ab zwei Jahren können ebenfalls inhalieren. Lesen Sie Ihrem Kind dabei eine spannende Geschichte vor, damit es die 15 Minuten durchhält. Achtung: Lassen Sie Kinder nie allein mit dem heißen Inhalt – Verbrühungsgefahr!

Schwarzkümmelhonig mit Knoblauch

Reicht für etwa 10 Tage

Eine Honigmischung für Kinder und Erwachsene

Schwarzkümmelsamen 2 TL
Honig 4 EL
Knoblauch 2 kleine Zehen

▶ Den Knoblauch in der Presse zerdrücken. Unter den Honig mischen, anschließend den gemahlenen Schwarzkümmel dazugeben und vermischen. Luftdicht und kühl aufbewahren.
▶ Vor dem Frühstück 1 Teelöffel des Honigs einnehmen. Die Anwendung sollte mindestens 2 bis 3 Wochen lang durchgeführt werden. Der Schwarzkümmelhonig verleiht schwarzem Tee übrigens einen feinen, exotischen Geschmack.
▶ Wie der nachfolgend beschriebene Tee ist der Honig auch für Kinder sehr geeignet.

Schmeckt auch im Tee

Asthmatee

Ergibt 1 Tasse Tee

Schwarzkümmelsamen 1 EL
Anis 1/2 TL
Lindenblüten 1 TL
Kamille 1 TL

Zutaten

▶ Schwarzkümmelsamen und Anis im Mörser mahlen, mit den übrigen Zutaten mischen und in einen Teebeutel oder ein Teei füllen. Überbrühen, 10 Minuten lang ziehen lassen, dann den Beutel herausnehmen und auspressen. Den Tee nach Bedarf mit Honig süßen und mehrmals täglich eine Tasse warm trinken.
▶ Diese Mischung mit 10 Tropfen Schwarzkümmelöl angereichert können Sie auch zum Inhalieren benutzen.

Zubereitung

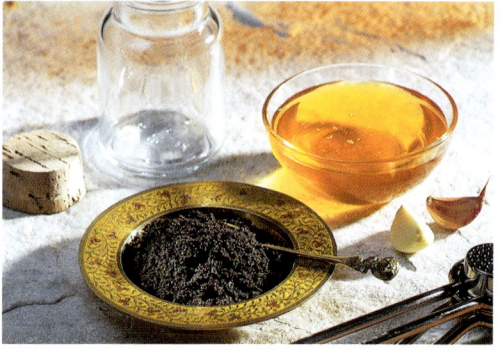

Erkältung und grippaler Infekt

Symptome — Viele Erkältungen äußern sich nur durch einen kleinen Schnupfen. Halsschmerzen, leichter Husten, Kopf- und Gliederschmerzen, Abgeschlagenheit und Fieber können noch dazukommen. Meist werden Erkältungen durch Viren übertragen. Aufgrund seiner antiviralen Wirkung kann Schwarzkümmel hier helfen.

▶ Nehmen Sie bei den ersten Anzeichen einer beginnenden Infektion 3mal 2 Kapseln täglich ein, bis die Beschwerden abklingen, oder führen Sie 1 bis 2 Wochen eine Stoßtherapie durch (Seite 36). Kinder erhalten eine Dosis von 3mal 1 Kinderkapsel.

▶ Inhalieren Sie mehrmals täglich mit folgender Rezeptur.

Inhalationsmischung

Zutaten
Schwarzkümmelsamen	1 TL
Schwarzkümmelöl	10 Tr.
Honig	2 EL
Knoblauch	1 kleine Zehe

Zubereitung — ▶ Die Knoblauchzehe mit einer kleinen Gabel in einer Schüssel zerdrücken. Den Honig darüberlaufen lassen, die Schwarzkümmelsamen dazugeben und das Öl eintropfen lassen. Mit etwa 1 Liter kochendem Wasser übergießen und etwas ziehen lassen.

▶ Unter einem Handtuch etwa 15 Minuten lang inhalieren.

Weitere Maßnahmen

▶ Trinken Sie täglich einige Tassen Schwarzkümmeltee (Rezept Seite 37).

▶ Nehmen Sie ein heißes Bad und pflegen Sie sich anschließend mit dem Brustöl.

Brustöl gegen Erkältung

Schwarzkümmelöl	25 ml
Jojoba- oder Weizenkeimöl	20 ml
Nachtkerzenöl	10 ml
3 ätherische Öle je	5 bis 10 Tr.

▶ Nehmen Sie entweder »klassische« ätherische Öle gegen Erkältung, wie Rosmarin, Wacholder, Salbei, Thymian oder Kiefer, oder folgende Mischung mit Teebaumölen:

Cajeput	20 Tr.
Niaouli	10 Tr.
Kanuka oder Kiefer	5 Tr.
Manuka oder Myrrhe	5 Tr.

Wählen Sie zwischen verschiedenen ätherischen Ölen.

▶ Die Öle mischen und in einem angenehm warmen Raum sanft auf Brustkorb und den oberen Rücken auftragen. Legen Sie sich anschließend ins vorgewärmte Bett.

Lindern und heilen mit Schwarzkümmel

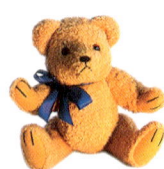

Speziell für Kinder

Das Brustöl ist auch für Kinder geeignet, allerdings sollten Sie dann eine Mischung aus folgenden ätherischen Öle verwenden.

Milde Mischungen für kleine und größere Kinder

Für Kleinkinder
Palmarosa	3 Tr.
Lavendelöl	3 Tr.
Cajeput	3 Tr.

Für Schulkinder
Palmarosa	8 Tr.
Cajeput	8 Tr.
Niaouli	4 Tr.

▶ Mehrmals täglich die Brust, den Rücken und die Fußsohlen Ihres Kindes einreiben.

Bitte beachten Sie

Bei deutlicher Verschlechterung des Zustandes, Auftreten von Schluckbeschwerden, Druckgefühl im Kopf, Kopf- und Gliederschmerzen oder Fieber über 39 °C suchen Sie bitte Ihren Arzt auf.

Schnupfen

Erkrankungen der Atemwege entstehen durch Viren, Bakterien oder Pilze, die sich ständig in der Atemluft befinden. Sie können zu entzündlichen Infektionen der Schleimhäute oder Atemwege führen (Nase, Rachen, Bronchien, Lunge). Leichte Atemwegserkrankungen können gut selbst behandelt werden, bei schweren sollten Sie zum Arzt gehen. Schwarzkümmel wirkt antiviral, antibakteriell und antimykotisch, außerdem schleimlösend und auswurffördernd. Daneben wird das Immunsystem angeregt.

Einnahmeempfehlung

▶ 3mal 2 Kapseln täglich stärken Ihre Abwehr und helfen, die unangenehmen Symptome rasch zu lindern.

Nasenöl

Zutaten
Schwarzkümmelsamen	1 EL
Olivenöl	1 EL
Schwarzkümmelöl	2 EL

Zubereitung
▶ Das Nasenöl wird ähnlich hergestellt wie der Ölsud (Seite 39). Die Samen in dem Olivenöl anbraten, abkühlen lassen und in einem Mörser fein zermahlen. Die Masse mit dem Schwarzkümmelöl vermischen und 24 Stunden ziehen lassen. Am nächsten Tag das Öl durch ein Mulltuch oder Filterpapier filtern und in ein sauberes Pipettenglas füllen.
▶ Mehrmals täglich 1 bis 2 Tropfen Öl in jedes Nasenloch geben. Die Nase muß vorher gründlich gereinigt werden. Zur Eingabe den Kopf so weit wie

PRAXIS
Bronchitis 53

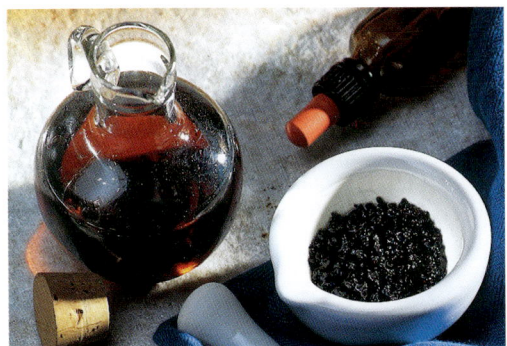

Einnahmeempfehlung

▶ 3mal 2 Kapseln Schwarzkümmelöl täglich einnehmen, bis die Beschwerden abgeklungen sind. Schwarzkümmel erweitert die Bronchien, fördert die Schleimsekretion und lindert schnell krampfartige Hustenanfälle.

▶ Kinder nehmen 3mal 1 Kinderkapsel.

So hilft der Schwarzkümmel

Für das Nasenöl die Samen im Mörser fein mahlen. möglich nach hinten legen und einige Zeit in dieser Haltung bleiben, damit das Öl sich in den Nasengängen verteilt, dann den Kopf nach vorne und unten beugen.

▶ Das Nasenöl sollten Sie nicht länger als 1 Woche aufbewahren und nach Abklingen des Schnupfens entsorgen.

Bitte beachten Sie

Wenn Sie Temperatur über 37 °C haben, Blut spucken, wenn Atembeschwerden auftreten oder der Husten nach drei Tagen nicht abklingt, sollten Sie Ihren Arzt aufsuchen.

Bronchitis

Eine akute Bronchitis entsteht meist im Zusammenhang mit einer Erkältungskrankheit. Nach zwei bis drei Tagen beginnt der Husten mit schleimig-gelbem Auswurf und sollte dann bald ausheilen. Bei häufig wiederkehrender Entzündung kann die Bronchialschleimhaut allerdings dauerhaft geschädigt werden.

Inhalation

▶ Es empfiehlt sich, mittags und vor der Nachtruhe etwa 15 Minuten lang eine Inhalation (Rezept im Kapitel »Heuschnupfen«, Seite 46) durchzuführen. Der Hustenreiz klingt dann rasch ab.

Rasche Linderung

Schwarzkümmelhonig mit Knoblauch

▶ Vor dem Frühstück kann 1 Teelöffel Schwarzkümmelhonig mit Knoblauch (Rezept Seite 50) eingenommen werden.

Lindern und heilen mit Schwarzkümmel

▶ Die Anwendung sollte mindestens 3 Wochen lang durchgeführt werden.

Asthmatee

Der Asthmatee hilft bei vielen Erkältungskrankheiten.

Bei allen Hustenerkrankungen hat sich der Asthmatee mit Schwarzkümmelsamen besonders bewährt. Das Rezept finden Sie im Kapitel »Asthma« (Seite 50).

▶ Bereiten Sie mehrmals täglich 1 Tasse Tee zu. Nach Belieben mit Honig süßen.

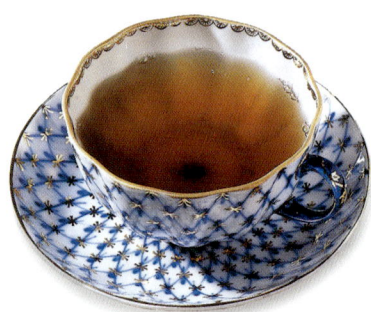

Ohrenschmerzen

Zum Arzt!

Bei Ohrenschmerzen sollte vom Arzt überprüft werden, ob eine ernsthafte Erkrankung wie etwa eine Mittelohrentzündung besteht. Oft sind Ohrenschmerzen jedoch Symptome eines grippalen Infektes oder einer Halsentzündung, ausgelöst durch Viren oder Bakterien.

Ölsud

▶ Als Sofortmaßnahme hilft der Ölsud aus Schwarzkümmel die Beschwerden lindern (Herstellung siehe Seite 39).

▶ Geben Sie täglich morgens und abends 1 Tropfen Ölsud ins Ohr, am besten im Liegen. Vorher das Fläschchen in der Hand oder im Wasserbad anwärmen, denn Ohrentropfen sollen immer körperwarm eingeträufelt werden. Ein paar Minuten auf der Seite liegen bleiben und das Ohr anschließend mit einem Wattebausch verschließen. Zusätzlich können Sie einen Tropfen hinter das Ohr streichen.

Den Ölsud körperwarm einträufeln.

Speziell für Kinder

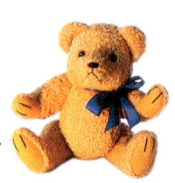

Wenn Ihr Kind Ohrenschmerzen hat, sollten Sie vom Kinderarzt eine Mittelohrentzündung ausschließen lassen.
Bei Säuglingen und Kleinkindern müssen Sie immer darauf achten, daß die Nase frei bleibt, da sonst Bakterien aufsteigen, die eine Mittelohrentzündung hervorrufen können.

▶ Wärmen Sie den Ölsud etwas in der Hand an und streichen Sie ihn mehrmals täglich hinter das Ohr Ihres Kindes.

PRAXIS
Akne und unreine Haut

Wenn die Haut erkrankt

Unsere Haut spielt eine wichtige Rolle bei der Abwehr von Krankheitserregern (Seite 15). Diese Abwehrarbeit kann sie jedoch nur leisten, wenn sie intakt und gesund ist. Hautpflege bedeutet daher immer auch »Immunpflege«.

Schwarzkümmelöl zum Aufbau und Schutz der Haut

■ Schwarzkümmelöl äußerlich aufgetragen repariert leichte Hautdefekte und pflegt die äußerste Zellschicht. Daneben wirkt es antibakteriell und antimykotisch und unterstützt die Funktionen des natürlichen Säureschutzmantels.

■ Innerlich schützen die Wirkstoffe des Schwarzkümmels vor entzündlichen Hautveränderungen und überschießenden Immunreaktionen.

▶ Gönnen Sie Ihrer Haut eine Pflege von innen und außen durch regelmäßige Anwendung von Schwarzkümmel. Seine Inhaltsstoffe fördern eine glatte, geschmeidige Haut, gesunde, glänzende Haare und feste Fingernägel.

Achten Sie auch auf eine ausreichende Zufuhr von Vitaminen, Mineralstoffen und Enzymen (siehe Kur Seite 80).

Akne und unreine Haut

Unreine Haut gehört zu den häufigsten Hauterkrankungen. Vor allem in der Pubertät, wenn der Hormonhaushalt verrückt spielt, können auf Rücken, Schultern, Brust und Gesicht Pickel und Mitesser »erblühen«. Durch hormonelle Schwankungen werden die Talgdrüsen zu einer verstärkten Produktion angeregt und können sich leicht durch eindringende Bakterien entzünden. Als Akne bezeichnet man besonders schwere Formen dieser Entzündung.

Auslöser: hormonelle Schwankungen

■ Schwarzkümmel eignet sich zur akuten Behandlung von Akne und zur Vorbeugung, denn Aknebildung ist häufig auch die Folge einer zu starken Immunreaktion auf Allergene.

Auch durch Allergene ausgelöst

Ursachen für Akne

Streß, fette Cremes und bestimmte Medikamente können die Akne so richtig zum »Blühen« bringen. Fast jede Akne verschwindet jedoch von selbst, sobald das hormonelle Gleichgewicht wieder hergestellt ist. Trotzdem sollte man die entzündeten Pusteln behandeln und die Ausbildung neuer verhindern, denn starke Akne kann zur Narbenbildung führen.

Lindern und heilen mit Schwarzkümmel

Die immunregulierende Eigenschaft des Schwarzkümmel kann Akne daher unterbinden oder eine Abheilung fördern. Äußerlich angewendet, repariert Schwarzkümmel die entstandenen Hautdefekte und hemmt weitere Entzündungen.

wenigen Wochen Behandlung verbessert sich im allgemeinen das Beschwerdebild, und Ihre Haut wird glatter und vitaler aussehen. Sie sollten die Behandlung jedoch fortführen, um eine langfristige Abheilung zu gewährleisten.

Die Pflege von innen durch Pflege von außen ergänzen.

Einnahmeempfehlung

▶ Es empfiehlt sich eine Langzeiteinnahme über 6 Monate von täglich 3mal 2 Kapseln Schwarzkümmelöl. Bereits nach

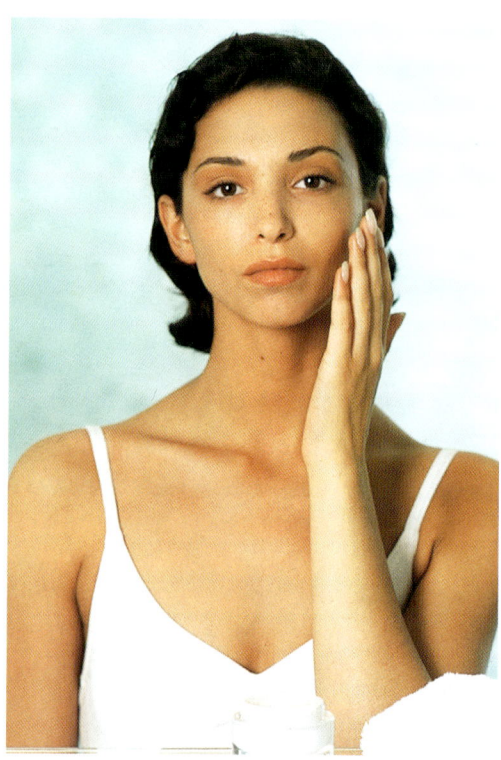

Aknesalbe

Diese Rezeptur aus der ägyptischen Heilkunde ist etwas aufwendig in der Herstellung, zeigt aber eine sehr gute Wirkung. Anstelle fertiger Granatapfelschalen können Sie auch Granatapfeltee (als Beutel in der Apotheke erhältlich) verwenden oder die Schalen frischer Granatäpfel im Ofen trocknen und dann fein mörsern.

Schwarzkümmelsamen	50 g
Apfelessig	200 ml
Granatapfelschalen	50 g
Apfelessig etwa	25 g
Schwarzkümmelöl etwa	100 g
ätherische Öle: Manuka, Niaouli, Teebaum und Lavendel je	5 Tr.

Das brauchen Sie

▶ Und so wird's gemacht:
● Schwarzkümmelsamen fein mahlen und mit dem Apfelessig gut vermischen. Etwa 6 bis 7 Stunden ziehen lassen. Dann die Flüssigkeit durch ein Mulltuch filtern und auffangen. Nochmals 24 Stunden stehen lassen.

Mischung stehenlassen, filtern und wieder stehenlassen.

Ekzeme

Bodensatz wiegen, da die Zutaten im Verhältnis gemischt werden.

● Am Boden des Glases hat sich nun ein Sediment abgesetzt. Die darüber stehende Flüssigkeit wird vorsichtig abgegossen. Der Bodensatz wird dann mit den gemahlenen Granatapfelschalen und Apfelessig im Verhältnis 4:2:1 gemischt – auf 4 Teile Bodensatz kommen also 2 Teile Granatapfelschalen und 1 Teil Apfelessig. Dieser Mischung geben Sie nun noch die gleiche Menge Schwarzkümmelöl zu (1:1). Alles zusammen 2 bis 3 Minuten auf dem Herd erwärmen (nicht heißer als 50 °C werden lassen) und gründlich verrühren, bis sich eine cremige Konsistenz ergibt. Während die Creme abkühlt, die ätherischen Öle eintropfen und unterrühren.

● Füllen Sie die Aknesalbe in ein kleines Gefäß, das Sie trocken und dunkel lagern. Sie ist etwa 3 Monate haltbar.

▶ Die Creme regelmäßig abends nach der gründlichen Hautreinigung auf die betroffenen Stellen auftragen.

Gesichtsdampfbad

Zutaten
Kamillenblüten   2 EL
Schwarzkümmelsamen   1 EL
Schwarzkümmelöl   1 TL

▶ Wie für eine Inhalation die Zutaten in eine Schüssel mit heißem Wasser geben.

▶ Ein Handtuch über Kopf und Schüssel legen und das Gesicht etwa 15 Minuten über den Dampf halten. Danach mit einem sauberen Handtuch abtupfen und größere Pickel eventuell mit Aknesalbe behandeln.

▶ Mehrmals in der Woche durchführen. Dieses Gesichtsdampfbad wirkt austrocknend und entzündungshemmend.

Klärt und belebt die Haut.

Ekzeme

Ekzeme entstehen auf ähnliche Weise wie Neurodermitis. Kontaktekzeme sind durch Unverträglichkeitsreaktionen und Allergien hervorgerufene entzündete, schmerzhaft juckende Hautstellen. Schwarzkümmel kann aufgrund seiner entzündungshemmenden, antibakteriellen Wirkung Linderung verschaffen.

Einnahmeempfehlung

▶ Täglich 3mal 2 Kapseln über einen Zeitraum von 2 Monaten einnehmen. Bessern sich die Beschwerden, können Sie die Einnahme auf 2mal 2 Kapseln reduzieren. Daneben empfiehlt sich die Einnahme von Schwarzkümmel-Apfelessig (Seite 48).

Äußere Anwendung

▶ Die innere Anwendung sollte durch eine lokale Behandlung unterstützt werden.

Die lokale Behandlung ist sehr wichtig.

- Bestreichen Sie mehrmals täglich die befallenen Hautstellen mit Schwarzkümmelöl.
- Bei Ekzemen hat auch die Verwendung von ozonisiertem Schwarzkümmelöl (Seite 39) große Erfolge gezeigt.
- Außerdem ist die folgende Creme sehr wirksam.

Schwarzkümmelcreme mit Apfelessig

Apfelessig	200 ml
Schwarzkümmelsamen	50 g
Schwarzkümmelöl etwa	50 g

▶ Die Herstellung dieser Creme funktioniert ähnlich wie die Aknesalbe (Seite 56). Den feingemahlenen Samen mit dem Apfelessig gut verrühren und 6 Stunden ziehen lassen. Den Essig filtern und 24 Stunden stehen lassen, damit sich die festen Bestandteile absenken. Die über dem Bodensatz stehende Flüssigkeit vorsichtig abgießen. Den Bodensatz mit der gleichen Menge Schwarzkümmelöl vermischen, in ein Gefäß füllen und kühl stellen. Die Creme ist 3 Monate haltbar.

Wie alle Rezepturen kühl aufbewahren!

▶ Die betroffenen Hautstellen mehrmals am Tag behandeln.

Schuppenflechte

Schuppenflechte (Psoriasis) bricht wie Neurodermitis in Schüben aus. Auslöser können Infektionskrankheiten, Medikamente oder emotionale Belastungen sein. Die betroffenen Hautstellen sind ziegelrot, schuppig und bilden kleinflächige Erhebungen. Im Gegensatz zu Ekzemen jucken sie meist nicht. Nach dem Abheilen hinterlassen sie oft eine vernarbte, verkrustete Haut; daher sollte man die betroffenen Hautstellen behandeln.

Vernarbung vorbeugen!

Einnahmeempfehlung

▶ Nehmen Sie 3mal 2 Kapseln über 6 Monate ein. Danach können Sie die Dosis auf 2mal 2 Kapseln reduzieren.

Äußere Anwendung

- Nach dem Duschen oder Baden Schwarzkümmelöl pur auf die betroffenen Hautstellen auftragen.
- Ozonisiertes Schwarzkümmelöl wirkt bei Schuppenflechte ebenfalls ausgezeichnet (Seite 39).
- Häufig wird die Schuppenflechte mit einer UV-Licht-Bestrahlung therapiert. Wenn man vor dem Solariumbesuch

Hautpilz

die befallenen Stellen mit Schwarzkümmelöl einreibt, wird die Wirkung dieser Behandlung verstärkt. Die Verkrustungen der Haut fallen mit der Zeit ab, die Hautirritationen beruhigen sich.
● Die Schuppenflechte sollte auch mit folgendem Auszug behandelt werden.

Schwarzkümmelauszug

Das brauchen Sie

Schwarzkümmelsamen	50 g
Apfelessig	200 ml
Schwarzkümmelöl	100 g

nach Belieben ätherische Öle:
Manuka 5 Tr.
Bergamotte, Lavendel je 10 Tr.

▶ Bei diesem Rezept wird wieder mit einem Bodensatz gearbeitet (»Aknesalbe«, Seite 56), die darüberstehende Flüssigkeit aber weiterverwendet.

▶ Die Samen fein mörsern, mit dem Apfelessig mischen und 6 Stunden ziehen lassen. Durch ein Mulltuch filtern, ohne den Bodensatz abzugießen, und die Flüssigkeit auffangen. Den Bodensatz dann wieder mit dem Abguß vermischen. Dieser Vorgang dient also nur einer feinen Filterung. Die gleiche Menge Schwarzkümmelöl sowie die ätherischen Öle zugeben und verrühren. In eine fest verschließbare Glasflasche füllen.

Bitte beachten Sie

Bei allen aufgeführten Hauterkrankungen handelt es sich um Beschwerden, die auf viele Ursachen zurückgehen können. Auch Schwarzkümmel kann hier keine plötzlichen Wunder bewirken. Seien Sie deshalb bitte geduldig und führen Sie die Anwendungen mindestens 6 Monate durch.

▶ Regelmäßig nach der Körperreinigung den Auszug auf einen Wattebausch geben und die betroffenen Hautstellen betupfen.

Hautpilz

Kreisförmige, juckende und gerötete Hautstellen können ein Zeichen für einen Pilzbefall sein. Am verbreitetsten ist der Candida albicans, der weiße Hefepilz, der vor allem die Schleimhaut im Genitalbereich und im Darm besiedelt.
Sollten Sie Verdacht auf Pilzbefall haben, suchen Sie bitte Ihre Hautärztin oder Ihren Hautarzt auf. **Arzt aufsuchen!**
Als sinnvolle Alternative zu einer Hautpilzbehandlung mit kortisonhaltigen Präparaten bietet sich die folgende Creme mit Schwarzkümmel und Apfelessig an.

Lindern und heilen mit Schwarzkümmel

Creme gegen Hautpilz

Schwarzkümmelsamen	50 g
Apfelessig	200 ml
Stärkemehl	100 ml

Die Creme wird mit Stärke gebunden.

▶ Die Samen in einem Mörser fein mahlen. In einem Topf den Apfelessig erhitzen und die Samen dazugeben. Nach dem Aufkochen das Stärkemehl hinzugeben, unter kräftigem Rühren auflösen und anschließend abkühlen lassen. Die Creme in einen dunklen Tiegel füllen und gekühlt aufbewahren.

▶ Die betroffene Hautstelle 2mal täglich mit der Creme behandeln. Bereits nach einer Woche zeigen sich deutliche Erfolge. Die Creme anwenden, bis die Beschwerden völlig abgeklungen sind.

Einnahmeempfehlung

▶ Die äußere Behandlung sollte durch eine innere Anwendung unterstützt werden, bis der Hautpilz völlig verschwunden ist.

Ergänzend Schwarzkümmel-Apfelessig einnehmen.

● Täglich 3mal 2 Kapseln einnehmen.
● Zusätzlich 3mal täglich vor den Mahlzeiten 1 Eßlöffel Schwarzkümmel-Apfelessig (Seite 48) einnehmen.

Kopfläuse

Trotz moderner Hygiene tritt ein Befall mit Kopfläusen wieder häufiger auf. Besonders in Kindergärten und Schulen können sich diese Ungeziefer schnell ausbreiten.

Heilung ohne Nebenwirkungen

Kopfläusemittel enthalten häufig das Nervengift *Lindan* und sollten daher nicht bei Kindern angewendet werden. Mit der Schwarzkümmelpaste kann der lästige Befall ohne Nebenwirkung beseitigt werden.

▶ Neben der Bekämpfung der Ungeziefer muß eine strenge Körperhygiene eingehalten werden, da die klebrigen Eier überall haften bleiben. Bettwäsche und Kleidungsstücke sollten Sie nach einem Befall abkochen, Schmusetiere desinfizieren (fragen Sie in Ihrer Apotheke), ebenso Mützen und andere Kopfbedeckungen, wenn Sie sie nicht entsorgen wollen.

Vorsicht, die Eier kleben überall!

Schwarzkümmelpaste

Schwarzkümmelsamen	50 g
Apfelessig	25 ml
Teebaumöl	20 Tr.
Lavendelöl	20 Tr.

PRAXIS
Magen-Darm-Beschwerden

▶ Samen mahlen, mit dem Essig und den ätherischen Ölen gründlich mischen und etwa 10 Minuten ziehen lassen. Danach durch eine Kompresse filtern und den Rückstand im Filter unter Sonnen- oder Rotlicht trocknen lassen. Wenn die schlammartige Masse fast trocken ist, mit der Behandlung beginnen.
▶ Dazu die Paste etwa 10 Minuten lang in die Haare einmassieren. Danach am besten unter Sonnen- oder Rotlicht 15 Minuten trocknen lassen. Anschließen noch möglichst lang (bis zu 4 Stunden) im Haar einwirken lassen. Nach der Behandlung wie gewohnt die Haare waschen und gründlich mit lauwarmem Wasser ausspülen.
▶ Diese Anwendung 1 Woche lang täglich wiederholen.
● Die Rezeptur läßt sich auch bei Krätzebefall anwenden.

Die Behandlung erfordert etwas Zeit.

Magen-Darm-Beschwerden

Sodbrennen, Völlegefühl, Magendrücken, Bauchkrämpfe, Durchfall und Verstopfung sind meist Zeichen einer leichten Verstimmung des Magen-Darm-Traktes. Üppiges, fettes Essen, erhöhter Alkoholkonsum, Medikamente, Streß und vieles mehr können Ursache dieser unangenehmen Beschwerden sein. Die Symptome lassen sich mit Schwarzkümmel meist rasch lindern.

Durch vielfältige Ursachen hervorgerufen

Einnahmeempfehlung

▶ Zur Beruhigung von Magen und Darm sollten Sie vor jeder Mahlzeit 1 Glas warme Schwarzkümmelmilch trinken. Bei Bauchschmerzen empfiehlt sich auch der Fenchel-Schwarzkümmeltee (Seite 62).
▶ Bei starken Schmerzen empfiehlt es sich, zusätzlich täglich 3mal 1 Kapsel Schwarzkümmelöl einzunehmen.

Schwarzkümmelmilch

Milch	1 Becher
Schwarzkümmelöl	1 EL
Honig	1 EL

▶ Erwärmen Sie die Milch in

Die Milch beruhigt den Magen-Darm-Trakt.

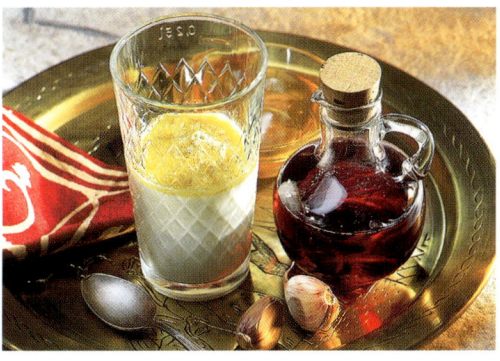

Lindern und heilen mit Schwarzkümmel

einem Kochtopf. Geben Sie das Schwarzkümmelöl und den Honig hinzu. Gut verrühren, bis sich alle Zutaten aufgelöst haben. 3mal täglich warm trinken. Halten die Beschwerden länger an, sollten Sie einen Arzt konsultieren.

Bei längeren Beschwerden zum Arzt!

Fenchel-Schwarzkümmeltee

Pfefferminzblätter	1 TL
Fenchel	1 TL
Anis	1 TL
Schwarzkümmelsamen	1 TL

▶ Fenchel, Anis und Schwarzkümmel im Mörser zerstoßen. Mit der Pfefferminze und 1/2 Liter kochendem Wasser aufbrühen, 10 Minuten ziehen lassen. In einer Thermoskanne warmhalten. 3mal täglich 1 Tasse trinken. Zur Wirkungsverstärkung 7 Tropfen Schwarzkümmelöl zugeben.

Speziell für Kinder

▶ Kinder ab 3 Jahren trinken 3mal täglich 1/2 Tasse Fenchel-Schwarzkümmeltee.
▶ Bei Babys läßt man die Pfefferminze weg und überbrüht nur je 1/2 Teelöffel der Samen mit 1/2 Liter Wasser. 3 bis 5 Teelöffel vor dem Stillen geben oder den Tee in die Flaschennahrung rühren.

Bei Babys läßt man die Pfefferminze weg.

Darmpilz

Für ein schlagkräftiges Immunsystem und die Versorgung des Organismus mit wichtigen Nahrungsbausteinen ist eine intakte Darmflora unverzichtbar.

Wenn Ihr Darm krank ist

Ist der Darm in seiner Funktion gestört, sind folgende Symptome zu erkennen:
- Blähungen
- stark riechender oder klebriger Stuhl
- ständiger Wechsel zwischen Verstopfung und Durchfall
- Schluckauf oder Sodbrennen
- Hämorrhoiden
- Blut im Stuhl
- Infektanfälligkeit
- chronische Müdigkeit
- Kopfschmerzen

(»Bücher, die weiterhelfen«, Seite 94)
▶ Bei Verdacht auf eine gestörte Darmflora oder einen Pilzbefall sollten Sie auf jeden Fall Ihren Arzt aufsuchen. Eine Stuhluntersuchung und, falls nötig, eine Darmspiegelung geben Ihnen Auskunft über Art und Ausmaß eventueller Erkrankungen. Bei starkem Pilzbefall muß in jedem Fall eine medikamentöse Behandlung durchgeführt werden.

Anzeichen von Darmfunktionsstörungen

Blähungen

So bleibt Ihre Darmflora gesund

Folgende Regeln helfen Ihnen, eine gesunde Darmflora aufzubauen und zu erhalten:

- Vermeiden Sie einseitige Kost. Eine ausgewogene, vollwertige Ernährung führt zu einer harmonischen Besiedelung des Darmes mit den »richtigen« Bakterienstämmen.
- Die Nahrung sollte möglichst gut zerkleinert werden. Kauen Sie also gründlich und versuchen Sie, langsam zu essen.
- Milchprodukte mit einem hohen Anteil rechtsdrehender Milchsäurebakterien (auf der Verpackung mit »L+« gekennzeichnet) fördern die Wiederherstellung und Erhaltung einer gesunden Darmflora.
- Führen Sie ab und zu eine Darmkur durch (»Darmsanierung«, Seite 76).

Eine gesunde Darmflora mit der »richtigen« Bakterienbesiedlung erfüllt wichtige Schutzfunktionen.

▶ Die Einnahme von ägyptischem Schwarzkümmel bewirkt bei der Bekämpfung eines Darmpilzes ausgezeichnete Ergebnisse: Die antimykotischen Wirkstoffe vernichten die Pilzsporen im Darm.

▶ Neben einer Einnahme von Schwarzkümmel sollten Sie eine spezielle »Candida-Diät« durchführen, bei der Kohlenhydrate, insbesondere Zucker und Alkohol, vermieden und Ballaststoffe vermehrt zugeführt werden. (»Bücher, die weiterhelfen«, Seite 94)

Einnahmeempfehlung

- Über einen Zeitraum von 4 bis 6 Wochen 3mal 2 Kapseln ägyptisches Schwarzkümmelöl täglich zu den Mahlzeiten einnehmen.

4 bis 6 Wochen behandeln.

- 3mal täglich, 4 bis 6 Wochen lang, vor den Mahlzeiten 1 Eßlöffel Schwarzkümmel-Apfelessig einnehmen (Rezeptur siehe »Neurodermitis«, Seite 48).

▶ Nach einer Pilzbehandlung sollte die Darmflora bei ihrem Aufbau unterstützt werden. Sie können dazu eine Darmsanierung durchführen. Die genaue Anleitung dafür finden Sie im Kurteil (ab Seite 76).

Ergänzende Maßnahmen

Blähungen

Bei Blähungen schäumt der Inhalt des Darmes durch Gasbildung auf. Der Bauch schmerzt und ist druckempfindlich, schließlich gehen Winde ab. Ursachen können Nahrungsmittelallergien, bestimmte

Lindern und heilen mit Schwarzkümmel

Lebensmittel, ballaststoffarme Kost, Streß oder Bewegungsmangel sein.

▶ Bei länger anhaltenden oder starken Beschwerden sollten Sie Ihren Arzt konsultieren, um auszuschließen, daß es sich um eine Allergie oder einen Darmpilz handelt.

▶ Ägyptischer Schwarzkümmel wird traditionell gegen Verdauungsprobleme und Blähungen eingesetzt. Um Blähungen vorzubeugen, reicht es oft schon, den Samen häufig als Gewürz zu verwenden.

Wann Sie Ihren Arzt aufsuchen sollten.

Einnahmeempfehlung

● Bei akuten Beschwerden täglich 3mal 2 Kapseln und zusätzlich vor den Mahlzeiten 1 Eßlöffel Schwarzkümmel-Apfelessig einnehmen (Rezept Seite 48).
● 1 Eßlöffel gemahlenen Schwarzkümmelsamen in ein Glas heißes Wasser einrühren und morgens auf nüchternen Magen trinken.

Äußere Anwendung

▶ Etwas Schwarzkümmelöl im Uhrzeigersinn sanft auf die Bauchdecke streichen. Solange mit leichtem Druck massieren, bis das Öl ganz eingezogen ist.

Sanfte Bauchmassage

Hämorrhoiden

Hämorrhoiden sind knotige Erweiterungen des Venengeflechts am After, die Beschwerden wie hellrote Blutungen, Juckreiz und Schmerzen beim Stuhlgang hervorrufen. Ursachen können chronische Verstopfungen, Abführmittel, Bewegungsmangel oder Übergewicht sein, aber auch die Veranlagung (Bindegewebsschwäche) spielt eine Rolle. Schwarzkümmel kann hier helfen, denn seine essentiellen Fettsäuren stabilisieren die Gefäßwände und steigern die Fließgeschwindigkeit des Blutes.

Wie Schwarzkümmel wirkt.

Einnahmeempfehlung

● 3mal 2 Kapseln täglich einnehmen.
● Achten Sie auf eine ballaststoffreiche Ernährung.

Schwarzkümmel-Asche

Zur äußeren Behandlung von Hämorrhoiden wird schon seit der Pharaonenherrschaft die Asche des Schwarzkümmelsamens angewendet.

▶ Verglühen Sie 2 Eßlöffel Schwarzkümmelsamen, am besten ein einer gußeisernen Pfanne. Lassen Sie die Asche gut abkühlen.

Cholesterinwerte regulieren

Die Asche mit einer Creme mischen.
▶ Die Asche pur auf die schmerzenden Hämorrhoiden streuen oder mit Vaseline oder einer anderen Salbengrundlage vermischen und die Hämorrhoiden damit bestreichen. Eine Salbe bleibt länger auf der Oberfläche haften und kann dadurch ihre Wirkung besser entfalten. Gekühlt wirkt die Salbe besonders wohltuend.

Stoffwechselkrankheiten behandeln

Unter den Stoffwechselvorgängen im Körper versteht man alle Prozesse von der Nahrungsaufnahme und -verarbeitung bis hin zur Bildung von Hormonen, Botenstoffen und Zellen. Von einer Stoffwechselkrankheit spricht man, wenn dieser komplexe Mechanismus an einer oder mehreren Stellen gestört oder unterbrochen ist. Rheumatische Erkrankungen zählen ebenso dazu wie Diabetes (Zuckerkrankheit) oder erhöhte Cholesterinwerte. Das Risiko, an einer Stoffwechselstörung zu erkranken, ist überwiegend angeboren. Äußere Faktoren können den Ausbruch jedoch negativ oder positiv beeinflussen.

Erbfaktoren spielen eine große Rolle.

Cholesterinwerte regulieren

Ein erhöhter Cholesterinspiegel bedeutet, daß sich Blutfette an den Wänden der Gefäße ablagern. Zu den Risikokrankheiten zählen zum Beispiel Arteriosklerose, Herzinfarkt oder Schlaganfall. Die Ablagerung überzähliger Fettzellen wird im Normalfall durch Freßzellen (Makrophagen) verhindert. Bei einer nachhaltigen Schwächung des Immunsystems können jedoch nicht alle Fette unschädlich gemacht werden.

Blutfette werden nicht mehr abtransportiert.

■ Mehrfach ungesättigte Fettsäuren haben hier eine wichtige Funktion: Sie unterstützen die Makrophagen und senken aktiv den Cholesterinspiegel. Eine ähnliche Wirkung haben Antioxidantien wie Selen und Vitamin E. Mit Schwarzkümmelöl, das mit Vitamin E angereichert ist, sichern Sie sich also schon eine Grundversorgung von mehrfach ungesättigten Fettsäuren und Antioxidantien.

Einnahmeempfehlung

▶ Täglich 3mal 1 Kapsel Schwarzkümmelöl einnehmen, und folgende Honigmischung.

Lindern und heilen mit Schwarzkümmel

Die »mediterrane Diät«

Wie wirkungsvoll die Kombination von mehrfach ungesättigten Fettsäuren und Antioxidantien bei erhöhtem Cholesterinspiegel ist, wurde erst vor kurzer Zeit in wissenschaftlichen Studien zu Ernährungsgewohnheiten bestätigt. Man fand heraus, daß die sogenannte »mediterrane Diät« einen hohen Herzinfarkt- und Gefäßschutz bewirkt. Der gleichzeitige Genuß von mehrfach ungesättigten Fettsäuren in Form von Pflanzenölen, wie etwa hochwertiges Oliven- oder Schwarzkümmelöl, und einem Glas Rotwein, das Salicylate und antioxidative Farbstoffe in großen Mengen enthält, senkt den Cholesterinspiegel, wirkt durchblutungsfördernd und mindert das Risiko von Arteriosklerose, Schlaganfall und Herzinfarkt. Dies erklärt auch, wieso in Mittelmeerländern die Herzinfarktquote besonders niedrig ist.

Spezialhonig mit Schafgarbe

Schwarzkümmelsamen	50 g
Schafgarbe	50 g
Honig	1 Tasse

Jeden Morgen nüchtern einen Eßlöffel.

▶ Den Samen und die Schafgarbe fein mahlen und gründlich mit dem Honig verrühren. Morgens nüchtern 1 Eßlöffel einnehmen.

Zuckerkrankheit (Diabetes Mellitus)

Diabetes, auch Zuckerkrankheit genannt, wird in zwei Gruppen unterteilt:
- Typ I oder *Jugenddiabetes* betrifft allein in Deutschland rund 200.000 Menschen. Das Immunsystem hat bei diesem Typ rund 80 Prozent der insulinbildenden Zellen der Bauchspeicheldrüse zerstört.
- Typ II oder *Altersdiabetes* betrifft rund 4 Millionen Deutsche. Das Risiko einer Erkrankung nimmt mit Alter und vor allem Gewicht proportional zu. Denn die Bauchspeicheldrüse muß bei Übergewicht erheblich mehr Insulin produzieren als bei Normalgewicht. Sie arbeitet dann bis zur »Erschöpfung« und gibt ihre Funktion schließlich ganz auf. Außergewöhnliche Belastungen, etwa ein Unfall, eine Operation, Schwangerschaft oder Medikamente, können den Ausbruch der Krankheit beschleunigen.

Das Risiko ist von Alter und Gewicht abhängig.

■ Unbehandelter Diabetes schädigt langfristig das Herz-Kreislaufsystem, die Blutgefäße, Augen, Nieren und Nerven, die Lebenserwartung der Erkrankten ist deutlich verkürzt.

Zuckerkrankheit (Diabetes Mellitus)

■ Die auslösenden Faktoren des Jugenddiabetes sind weitgehend unbekannt. Bei Altersdiabetes hingegen kennt man inzwischen eine Reihe von Einflußfaktoren:
● Übergewicht erhöht den Insulinbedarf. Bei Diabetes muß unbedingt das Normalgewicht angestrebt beziehungsweise gehalten werden.
● Bewegung hingegen senkt den Insulinbedarf.
● Der Diabetiker muß im Rahmen einer Diät vor allem Kohlenhydrate und Fette meiden.
● Streß und Aufregung treiben den Insulinbedarf in die Höhe.

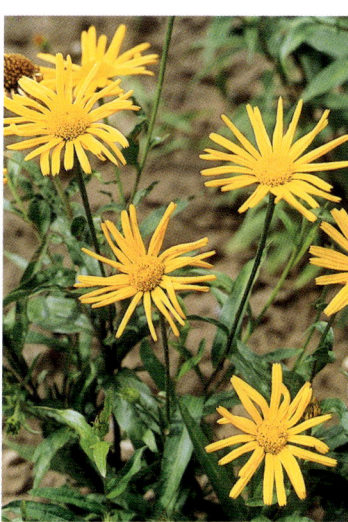

Bestandteil des Diabetesöls: die Wurzel der Alantpflanze

Einnahmeempfehlung

Informieren Sie Ihren Arzt über die Einnahme!

▶ 3mal täglich 2 Kapseln einnehmen. Nach 2 Monaten den Blutzuckerspiegel kontrollieren und die Behandlung eventuell fortsetzen.

Diabetesöl

Schwarzkümmelsamen	50 g
Alantwurzel	50 g
getrockneter wilder Majoran	25 g
Granatapfelschalen oder -tee	50 g
Schwarzkümmelöl	100 ml

▶ Alle Zutaten im Mörser zerkleinern, mit dem Öl mischen und in ein verschließbares Glas füllen. Lichtgeschützt und kühl aufbewahren.
▶ Etwa 15 Minuten vor jeder Mahlzeit 1 Teelöffel einnehmen. Nach 3 Wochen die Dosis langsam reduzieren.
▶ In der ägyptischen Heilkunde hat sich das Diabetesöl sehr bewährt. Alantwurzel bekommen Sie übrigens im Kräuterhaus oder in der Apotheke.

Bitte beachten Sie

Während dieser Behandlung müssen die Blutwerte überwacht werden, da manche Diabetes-Patienten auf Schwarzkümmel mit einer Unterzuckerung reagieren. Informieren Sie Ihren Hausarzt über die Behandlung, und lassen Sie regelmäßig den Blutzuckerspiegel kontrollieren.

Rheuma

»Rheuma« umfaßt über hundert Krankheitsformen, die sich in Ursache und Beschwerdebild stark unterscheiden. Glieder-, Muskel- oder Rückenschmerzen, schmerzende Schwellungen und Gelenkversteifungen, meist an den Knien, Fingern oder Füßen, sind Symptome des rheumatischen Formenkreises. Man nimmt an, daß für die Erkrankungen ein überproduzierendes Immunsystem verantwortlich ist. Körpereigenes Gewebe wird fälschlicherweise angegriffen. Dabei entstehen unzählige Immunkomplexe, die nicht mehr abgebaut werden können, sich im Bindegewebe und der Gelenkhaut einlagern und dort entzündliche Prozesse auslösen.
Für Rheumapatienten gibt es kein Behandlungsschema. Betroffene müssen gemeinsam mit ihrem Arzt herausfinden, welche Therapie die Schmerzen am besten lindert.

Über hundert meist sehr schmerzhafte Krankheitsformen

Einnahmeempfehlung

- Mindestens 3 Monate lang 3mal 2 Kapseln Schwarzkümmelöl einnehmen.
- Erhöhte Zufuhr von Enzymen und den Vitaminen A (Beta-Karotin), E, C und Selen.
- Mehrmals täglich 1 Tasse Schwarzkümmeltee (Seite 37) trinken.

Schwarzkümmel, Enzyme, Vitamine und Selen

Äußere Anwendung

Die Behandlung der Gelenke mit Schwarzkümmelöl bringt ebenfalls Linderung.
▶ Das Öl wird in einer Schale leicht erwärmt, etwa im Wasserbad oder auf einem Topfdeckel über Wasserdampf.
▶ Die schmerzenden Gelenke 2mal täglich sanft mit dem Öl einreiben.

Öl erwärmen und sanft auftragen.

Hormonell bedingte Erkrankungen

Sexuelle Probleme und Störungen sind häufiger, als man allgemein annimmt. Die Ursachen dafür können sowohl psychischer Art (nervliche Belastung, Streß) als auch physischer Art sein (Stoffwechsel- oder Hormonstörungen, organische Schäden). Dazu ist wichtig zu wissen, daß Immunsystem, Hormonhaushalt und emotionale Verfassung eng miteinander verknüpft sind. Gerät eines dieser Systeme aus dem Gleichgewicht, sind die anderen unmittelbar mitbetroffen. Es ist

Unfruchtbarkeit

Immun- und Hormonsystem hängen zusammen. daher nicht verwunderlich, daß die Inhaltsstoffe des Schwarzkümmels auch einen positiven Einfluß auf unseren Hormonhaushalt haben können.
▶ Hormonelle Störungen, die sonst nur mit nebenwirkungsreichen Medikamenten behandelt werden können, kann man mit Schwarzkümmel auf natürliche Weise verbessern. Eine regelmäßige Einnahme verhilft Ihnen dazu, sich körperlich und seelisch ausgeglichener und gesund zu fühlen.

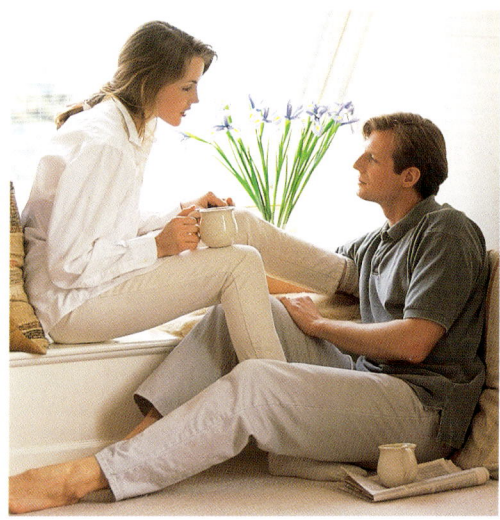

Unfruchtbarkeit

Hinter einem unerfüllten Kinderwunsch können viele Ursachen stecken. Neben möglichen organischen Schäden, die eine Empfängnis verhindern, beeinflussen Umweltgifte, Streß oder psychische Belastung diesen empfindlichen Vorgang.
In Ägypten verwenden Frauen bei Verdacht auf Unfruchtbarkeit schon lange Schwarzkümmelöl. Dabei spielt nicht nur die hormonregulierende Wirkung eine Rolle; Schwarzkümmel hilft auch, giftige Stoffe, die eine Unfruchtbarkeit hervorrufen können, aus Leber und Galle zu beseitigen.

Einnahmeempfehlung

● 3mal täglich 2 Kapseln Schwarzkümmelöl einnehmen.
● Zusätzlich Schwarzkümmel möglichst häufig in der Küche verwenden.

Honig mit Bockshornklee

Schwarzkümmelsamen	50 g
Bockshornkleesamen	50 g
Rettichsamen	50 g
Honig	1/2 Glas

▶ Die Samen (alle im Naturkostladen erhältlich) im Mörser fein zerkleinern und mit dem Honig vermischen. Täglich 1 Eßlöffel einnehmen oder in heißer Milch auflösen.

Eine Kinderplanung verläuft nicht immer ganz problemlos.

Potenzstörungen

Potenzstörungen oder Impotenz sind wie Unfruchtbarkeit für die Menschheit naturgemäß schon immer ein wichtiges, wenn auch oft tabuisiertes Thema gewesen. Wie häufig liest man über potenzsteigernde Mittel, deren Wirksamkeit jedoch zumeist angezweifelt werden muß.
Auch die Anwendung von Schwarzkümmel bei Potenzstörungen ist bekannt. Schwarzkümmel soll die Sekretproduktion und die Ausschüttung des männlichen Sexualhormons Testosteron steigern.

Ein Markt für viele Mittel mit zweifelhafter Wirkung

Kein Wundermittel

Man sollte jedoch nicht erwarten, daß Schwarzkümmel bei Potenzstörungen als Wundermittel wirkt – auch wenn er in der ägyptischen Medizin traditionell hierfür eingenommen wird.

■ Wissenschaftler gehen davon aus, daß die meisten Erektionsstörungen psychische oder hormonelle Ursachen haben. Insofern kann die hormonausgleichende Wirkung des Schwarzkümmels hier jedoch positiven Einfluß nehmen.

Hormonausgleichende Wirkung des Schwarzkümmels

Einnahmeempfehlung

- Etwa 1 Monat lang 3mal 2 Kapseln Schwarzkümmelöl täglich einnehmen.
- Zusätzlich täglich 1 Eßlöffel Stärkungsmischung einnehmen.

Stärkungsmischung

Schwarzkümmelsamen	50 g
Alantwurzel	50 g
Wilder Majoran	12 g
Bockshornkleesamen	25 g

▶ Die Zutaten im Mörser zerkleinern, mischen und in einem verschließbaren Gefäß aufbewahren.
▶ Zur Anwendung 1 Eßlöffel der Mischung unter 1 Eßlöffel Honig rühren und morgens nüchtern einnehmen. »Mann« kann den Honig auch in einem Glas heißer Milch auflösen.

Die Zutaten bekommen Sie im Naturkost- oder Kräuterladen.

Menstruationsbeschwerden

Viele Frauen leiden vor und während ihrer Monatsblutung an Krämpfen im Unterleib, Kopf- oder Rückenschmerzen. Rund drei Prozent aller Frauen sind durch diese Beschwerden so beeinträchtigt, daß sie zu Schmerzmitteln greifen und

PRAXIS
Menstruationsbeschwerden

Meiden Sie körperliche Belastungen.

ihrem normalen Tagesablauf nicht mehr folgen können.
▶ Vor allem Entspannung, Wärme und leichte Bewegung wie ein Spaziergang können die Schmerzen lindern und krampflösend wirken. Vermeiden Sie auf jeden Fall körperliche Anstrengung.
▶ Regelmäßig eingenommen, kann Schwarzkümmel die schmerzhaften Krampfzustände vor und während der Periode lindern.

Einnahmeempfehlung

▶ Im akuten Fall nehmen Sie bis zu 6 Kapseln täglich ein.
▶ Zur Vorbeugung von Monatsbeschwerden empfiehlt sich eine Dosis von regelmäßig 2mal 2 Kapseln täglich.
▶ Bei Schmerzen, vor allem Kopfschmerzen, zusätzlich täglich 2 Tassen Schwarzkümmeltee (Seite 37) trinken.
● Bei Kopfschmerzen hilft das Schwarzkümmelpulver.

Schwarzkümmelpulver

Hilft auch schnell bei Zahnentzündung, Zahn- und Kopfschmerzen.

Schwarzkümmelsamen 30 g
Nelken 30 g
Anis 30 g
▶ Die drei Gewürze mahlen, gut mischen und in ein verschließbares Döschen füllen.

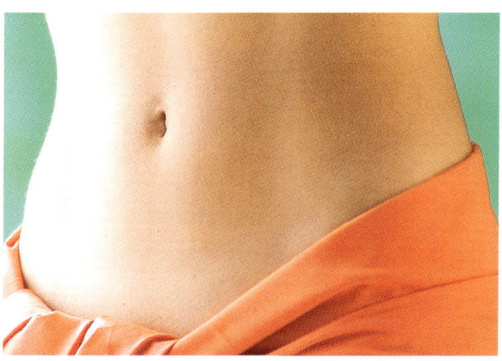

▶ Vor den Mahlzeiten 1 Teelöffel des Pulvers einnehmen, einige Zeit im Mund behalten und einspeicheln, bis es gut geschluckt werden kann.
● Das Pulver kann auch in schwarzen Tee oder heiße Milch eingerührt werden.

Schwarzkümmel entkrampft.

Äußere Anwendung

▶ Bei Menstruationsbeschwerden sollten Sie sich möglichst viel Ruhe und Entspannung gönnen. Machen Sie es sich an Ihrem Lieblingsplatz mit einer Tasse Schwarzkümmeltee bequem, massieren Sie Ihren Unterleib wie folgt und legen Sie danach eine Wärmflasche auf.
● Ein Schale mit Schwarzkümmelöl anwärmen, so daß es angenehm temperiert ist. Den Unterleib damit im Uhrzeigersinn mit ganz leichtem Druck massieren.

Eine sanfte Massage entspannt.

ABC der Beschwerden

Beschwerden	Innere Anwendung, tägliche Einnahme und Dauer der Anwendung	Äußere Anwendung	siehe Seite
Abwehrschwäche	3mal 2 Kapseln 3 bis 6 Monate, Immunkur für Kinder (Seite 86)		41
Abzeß	3mal 2 Kapseln	1 TL Schwarzkümmelöl und je 10 Tr. Myrrhe und Teebaumöl mischen, 1 bis 2 Tr. bis zur Abheilung auftragen	Arzt
Akne	3mal 2 Kapseln 6 Monate	Aknesalbe	56
Allergien	3mal 1 bis 2 Kapseln, 3 bis 6 Monate, Kinder 3mal 1 bis 2 Kinderkapseln, Phasen beachten!		43 ff.
Asthma	3mal 2 Kapseln, 2 Monate, Asthmatee, Inhalation, Schwarzkümmelhonig mit Knoblauch (auch für Kinder)		48 ff.
Bauchschmerzen	Fenchel-Schwarzkümmeltee, für Kinder und Babys Extra-Rezeptur		62
Blähungen	3mal 2 Kapseln, Schwarzkümmel-Apfelessig, Samen in der Küche	Bauchmassage mit Schwarzkümmelöl	63
Bluthochdruck	3mal 1 Kapsel, 1 TL Schwarzkümmelhonig mit Knoblauch vor dem Frühstück		Arzt 50
Bronchitis	3mal 2 Kapseln, Schwarzkümmeltee und -milch, Inhalation, Kinder 3mal 1 Kinderkapsel		53
Cellulitis	3mal 2 Kapseln langfristig	Massageöl	83
Cholesterin	3mal 1 Kapsel, 1 EL Spezialhonig mit Schafgarbe vor dem Frühstück		65 f., Arzt

ABC der Beschwerden

Beschwerden	Innere Anwendung, tägliche Einnahme und Dauer der Anwendung	Äußere Anwendung	siehe Seite
Darmpilz	3mal 2 Kapseln, 4 bis 6 Wochen, 3mal 1 EL Schwarzkümmel-Apfelessig, Kur zur Darmsanierung		62 f. 76 ff.
Diabetes Mellitus	3mal 2 Kapseln, 1 TL Diabetesöl vor jeder Mahlzeit, nach 2 Monaten Kontrolle, Vorsicht Unterzuckerung!		66 f., Arzt
Ekzeme	3mal 2 Kapseln bis zur Abheilung	Ozonisiertes oder pures Öl, Schwarzkümmelauszug	57 f.
Entgiftung und Entwässerung	3mal 3 Kapseln, 2 Wochen, Samen pur oder im Tee, Entwässerungskur		83 ff.
Erkältung	3mal 2 Kapseln bis zum Abklingen der Beschwerden oder Stoßtherapie, Inhalation	Brustöl, Brustöl für Kinder, Nasenöl	51 ff.
Gelenkschmerzen		Arnika- und Schwarzkümmelöl, 1:1 gemischt, auftragen	
Hämorrhoiden	3mal 2 Kapseln	Schwarzkümmelasche	64
Haare	3mal 1 Kapsel einige Monate	Haarkurmischung	81
Hautpilz	3mal 1EL Schwarzkümmel-Apfelessig	Hautpilzcreme 2mal täglich auftragen	59 f.
Husten	3mal 2 Kapseln, Asthmatee, Inhalation, Schwarzkümmelmilch	Brustöl, Brustöl für Kinder	51 ff.
Kopfschmerzen	3mal 1 bis 2 Kapseln nach Bedarf, Schwarzkümmelpulver		71
Kopfläuse		Schwarzkümmelpaste 7 Tage lang	60
Magen-Darm-Beschwerden	3mal 1 Kapsel, vor jeder Mahlzeit 1 Glas Schwarzkümmelmilch, Tee	Bauch im Uhrzeigersinn sanft mit etwas Schwarzkümmelöl massieren	61 ff.

ABC der Beschwerden

Beschwerden	Innere Anwendung, tägliche Einnahme und Dauer der Anwendung	Äußere Anwendung	siehe Seite
Menstruationsbeschwerden	akut 3mal 2, langfristig 2mal 2 Kapseln, Schwarzkümmeltee, Schwarzkümmelpulver	Unterleibsmassage mit Schwarzkümmelöl	70 f.
Neurodermitis	8 Kapseln, 3 Monate, Schwarzkümmel-Apfelessig, Kinder ab 4 bis zu 3mal 2 Kinderkapseln	Körperöl gegen Juckreiz, auch für Kinder geeignet	46 ff.
Ohrenschmerzen	3mal 2 Kapseln	Ölsud 2 mal täglich eintropfen, Kindern hinter die Ohren streichen	54
Potenzstörungen	3mal 2 Kapseln, Stärkungsmischung		70
Rheuma	3mal 2 Kapseln, mindestens 3 Monate, häufig Schwarzkümmeltee trinken	Gelenke mit angewärmtem Schwarzkümmelöl einreiben	68
Schlafstörungen	morgens und abends Schwarzkümmeltee		37
Schnupfen	3mal 2 Kapseln bis zum Abklingen, Schwarzkümmeltee	1 bis 2 Tr. Nasenöl mehrmals täglich	52
Schuppenflechte	3mal 2 Kapseln, 6 Monate	pures oder ozonisiertes Schwarzkümmelöl, Schwarzkümmelauszug	58
Sodbrennen	akut 3mal 2 Kapseln, warme Milch mit 3 bis 4 Tropfen Schwarzkümmelöl		
Unfruchtbarkeit	3mal 2 Kapseln, Samen in der Küche, 1 EL Honig mit Bockshornklee		69
Verdauungsstörungen	akut vor den Mahlzeiten 1 bis 2 Tassen Schwarzkümmeltee		37
Zahnschmerzen	Schwarzkümmelpulver		71

Kuren für Ihr Wohlbefinden

Wollen Sie mit einer längeren und umfassenden Behandlung nun eine Darmsanierung oder Entwässerung durchführen oder auch nur ein umfangreiches Schönheitsprogramm starten? Dann sollten Sie sich eine Heilmittelkur mit Schwarzkümmel gönnen. Seine natürlichen Inhaltsstoffe wirken sich wohltuend auf Ihr Immunsystem, die gesamten Stoffwechselvorgänge und Ihr Hormonsystem aus. Sie werden merken, daß eine Schwarzkümmelkur nicht nur akute Beschwerden lindert – bereits nach einigen Tagen werden Sie sich rundum wohl und gesünder fühlen.

Einfach zu Hause durchzuführen ▶ Alle hier vorgestellten Anweisungen haben sich in der Naturheilpraxis bewährt und können von jedem leicht zu Hause durchgeführt werden.

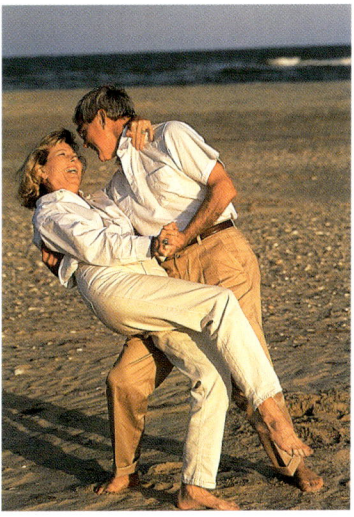

Gönnen Sie sich eine Kur und entspannen Sie mit Körper und Seele.

Vor einer Kur

Die Kuren bestehen im wesentlichen aus einer Zufuhr von wichtigen Stoffen über eine bestimmte Ernährung oder über Nahrungsergänzungsmittel. Der wichtigste Baustein ist natürlich der Schwarzkümmel mit seinen wertvollen Inhaltsstoffen.

▶ Die vorgeschlagenen Nahrungsergänzungsmittel unterstützen die Schwarzkümmeleinnahme sinnvoll und helfen dem Körper, seine eigenen Kräfte zu mobilisieren. Sie können sie direkt über die Apotheke oder das Reformhaus beziehen und zwischen verschiedenen Anbietern wählen.

▶ Wenn Sie folgende Punkte beachten, werden Sie Ihr Behandlungsziel mit Sicherheit erreichen.

Kuren für Ihr Wohlbefinden

Dauer: zwischen 2 und 6 Wochen

- Planen Sie genügend Zeit für Ihre Kur ein. Die Kuren erstrecken sich über einen Zeitraum von mindestens 2 bis höchstens 4 Wochen. Die Darmsanierung nimmt allerdings etwas mehr Zeit in Anspruch, denn hier muß der Darm erst einmal gründlich gereinigt, entgiftet und wieder aufgebaut werden. Für diese Kur sollten Sie daher mindestens 6 Wochen veranschlagen.
- Nehmen Sie die vorgeschlagenen Mittel täglich in Kombination ein. Richten Sie sich bei den angegebenen Nahrungsergänzungsmitteln bitte auch nach den jeweiligen Angaben auf dem Beipackzettel.
- Nehmen Sie sich während der Kur besonders viel Zeit für sich; gönnen Sie sich ausreichend Ruhe und Erholung, und lassen Sie auch mal Ihre Seele baumeln.

Bitte beachten Sie

Wie bei allen Ratschlägen für die Selbstbehandlung mit Heilpflanzen sollten Sie bei Beschwerden immer erst ärztliche Beratung einholen, um eine ernsthafte Erkrankung auszuschließen.
Wenn Sie Fragen zu den hier vorgestellten Anleitungen oder Nahrungsergänzungsmitteln haben, wenden Sie sich bitte ebenfalls an Ihren Arzt.

Darmsanierung

Unser Darm, mit 300 m^2 Oberfläche das größte Immunorgan unseres Körpers, arbeitet nicht nur ununterbrochen, sondern leistet auch einen wichtigen Beitrag für den Erhalt unserer Gesundheit. Gemeinsam mit der Haut bildet er die erste Abwehrbarriere unseres Immunsystems.

Warum eine Darmsanierung?

Ist der Darm in seiner Funktion gestört, leidet darunter auch unser Abwehrsystem. Daher ist es wichtig, dem Darm mit einer gründlichen Reinigung und Entschlackung ab und zu mal eine Ruhepause zu gönnen. Auch ein kranker oder erschöpfter Darm (die Symptome finden Sie auf Seite 62) kann unser gesamtes Wohlbefinden beeinträchtigen. Wenn falsche Ernährung, Medikamenteneinnahme (besonders Antibiotika), Pilzbefall, verdorbene Lebensmittel oder Infektionen den Darm aus seiner natürlichen Balance geworfen haben, ist es höchste Zeit für eine Darmsanierung.
▶ Bevor Sie die Darmsanierung durchführen, sollten Sie bei Ihrem Arzt / Ihrer Ärztin eine

Der Darm braucht seine Ruhepausen.

Darmsanierung

Bei Verdacht auf Pilzbefall zum Arzt! Stuhlprobe auf Pilzbefall untersuchen lassen. Denn oft stecken unentdeckte Darmpilzerkrankungen hinter einer Reihe von Beschwerden. Sollte ein Pilzbefall festgestellt werden, kann die Darmsanierung nach der Entfernung der Pilzkeime durchgeführt werden. Schwarzkümmel hilft, die Pilzsporen zu bekämpfen und die Abwehrkräfte des Darmes zu stärken.

■ Die folgende Anleitung hat das Ziel, eine intakte Darmflora aufzubauen und zu stabilisieren. Wenn Sie sich gesund fühlen, können Sie die Kur unter Eigenregie zu Hause durchführen. Sie werden merken, wie wohltuend ein gesunder Darm für Ihr Gesamtbefinden ist.

▶ Nehmen Sie sich 6 Wochen Zeit für die Darmsanierung. Da die Kur zu Beginn mit einer Diät verbunden ist, sollten Sie die erste Woche der Kur am besten in Ihren Urlaub legen. Denn Streß und Hektik am Arbeitsplatz mindern die Erfolgsaussichten.

Kuranleitung

Das Prinzip der Kur basiert auf drei Komponenten:

Bestandteile der Kur
- Entgiften
- Aufbauen
- Stabilisieren

Vorsicht in folgenden Fällen

● Menschen, die sich in ärztlicher Behandlung befinden, sehr erschöpft sind oder regelmäßig Medikamente einnehmen, sowie schwangere und stillende Frauen sollten eine Darmsanierung mit ihrem Arzt absprechen.
● Patienten mit Blutgerinnungsstörungen, Menschen, die unter großer psychischer Belastung stehen oder untergewichtig sind (etwa wegen eines Krebsleidens oder wegen Aids) dürfen keine Darmsanierung durchführen.

▶ Während der Entgiftungsphase (Entschlacken und Reinigung des Darms) halten Sie Diät (Teefasten, Apfeltag Seite 78). Für diese Phase sind hier nur 2 Tage eingeplant, was in der Regel gut durchzuhalten ist. 1 Woche oder länger ohne feste Nahrung erfordert hingegen schon mehr Durchhaltevermögen. Sie können die Entgiftungsphase natürlich ausdehnen. Kuren mit einem längeren Fasten sollten jedoch nur unter ärztlicher Aufsicht durchgeführt werden.

▶ In der zweiten Phase nehmen Sie Schwarzkümmel und Enzyme ein und führen 2 Wochen lang eine Candida-Diät durch (Seite 78).

▶ Während der Kur sollten Sie mindestens 2 bis 3 Liter Flüssig-

Fasten länger als 1 Woche besser unter Aufsicht Ihres Arztes!

Kuren für Ihr Wohlbefinden

Während der Darmkur mindestens 3 Liter am Tag trinken!

keit pro Tag zu sich nehmen. Trinken Sie viel Mineralwasser mit wenig Kohlensäure oder Heilwasser und nicht zu stark aufgebrühte Kräutertees. Verzichten sollten Sie jedoch auf Kaffee, schwarzen Tee und Alkohol.

Entgiftung und Reinigung

1. Tag – Teefasten
Während des Teefastens können sich Magen und Darm ausruhen; in dieser Zeit entgiftet die Leber das Blut von Schadstoffen, die über Darm, Nieren, Lunge und Haut ausgeschieden werden.

▶ Trinken Sie 3mal täglich 2 bis 3 Tassen Tee als Ersatz für jede Mahlzeit. Die aufgeführten Teesorten (siehe Kasten) erhalten Sie im Reformhaus oder in der Apotheke.

▶ Zur Unterstützung der Darmreinigung kann ein leichtes Abführmittel eingenommen werden, zum Beispiel F.X.-Passagesalz oder Bittersalz.

Mit Tees und einem leichten Abführmittel wird der Körper entgiftet.

Auswahl an geeigneten Fastentees

Morgens
● Brombeerblätter wirken beruhigend und entgiftend.
● Lindenblüten steigern die Abwehrkräfte.

Mittags
● Eisenkraut beruhigt die Nerven.
● Gemahlene Schwarzkümmelsamen (Teerezept Seite 37) steigern die Abwehrkräfte und entgiften den Darm.

Abends
● Fenchel entschäumt und beruhigt die Darmschleimhaut.
● Johanniskraut oder Melisse beruhigt.

■ Die Darmentgiftung wird auch Ihre Haut zum Strahlen bringen; in Gewebe und Haut eingelagerte Gift- und Schlackenstoffe, die Hautunreinheiten und Entzündungen hervorrufen, können nun ausgeschwemmt werden.

Nebeneffekt: eine schöne Haut

2. Tag – Apfeltag
Nach dem Teefasten schließt sich ein Apfeltag an. Der natürliche Säuregehalt dieser Frucht kann die Giftstoffe aus dem Darm aufnehmen und besonders die Darmzotten von schädlichen Fäulnisprodukten befreien.

▶ Sie können bis zu 5 große Äpfel zu sich nehmen. Essen Sie

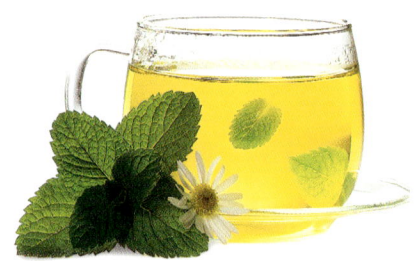

Darmsanierung

Pektin hilft dem Darm bei der Entgiftung.

nur ungespritzte Äpfel mit Schale. Denn die Schale enthält nicht nur wertvolle Mineralien, sondern auch einen hohen Anteil an Ballaststoffen, vor allem Pektin. Pektin bindet die Giftstoffe der Nahrung an sich, ruft ein Sättigungsgefühl hervor, regt die Darmmuskulatur an und senkt aktiv den Cholesterinspiegel. Es ist daher unverzichtbar für einen gesunden Verdauungsablauf.

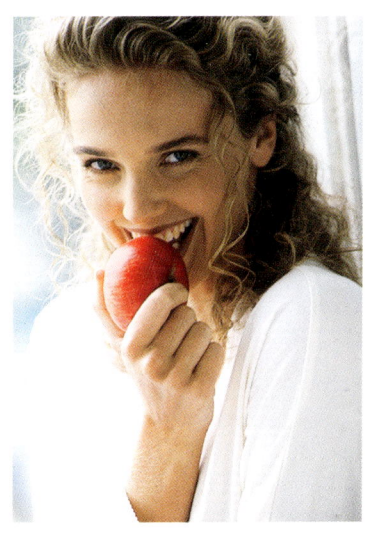

Ein Apfeltag beschließt die erste Phase.

Die Darmflora aufbauen und stabilisieren

Ab dem 3. Tag
Ab dem 3. Tag bis zum Ende der Kur wird die Darmflora gründlich aufgebaut und stabilisiert.
▶ Führen Sie 2 bis 3 Wochen lang eine »Candida-Diät« durch. Dazu müssen Sie Nahrungsmittel, die Kohlenhydrate enthalten, weglassen, denn von ihnen »leben« im Darm ansässige, schädliche Hefepilze (Candida). Zucker, süße Getränke, Alkohol und Produkte aus Weißmehl sind daher absolut tabu. Verzichten Sie darauf, »verhungert« der Hefepilz. Sobald der Darm wieder aufgebaut ist, das heißt, die Besiedelung der Darmschleimhaut mit nützlichen Bakterien abgeschlossen ist, wird das Einnisten schädlicher Pilze natürlich verhindert.
▶ Beginnen Sie gleichzeitig mit der Einnahme folgender Nährmittel und Präparate unter Beachtung der Packungsbeilage:
● Täglich 1 Becher Naturjoghurt mit probiotischen Kulturen oder 3mal 2 probiotische Kapseln (erhältlich in der Apotheke).

Candida-Diät: keine Kohlenhydrate!

Kurpräparate

Wenn Sie länger entgiften wollen

Die Darmreinigung ist nach 2 Tagen bereits abgeschlossen. Sollten Sie sich jedoch für eine gründlichere Reinigung entschieden haben, finden Sie kompetente Ratschläge und Anweisungen zur Durchführung von Entgiftungskuren in der weiterführenden Literatur (»Bücher, die weiterhelfen«, Seite 94).

Kuren für Ihr Wohlbefinden

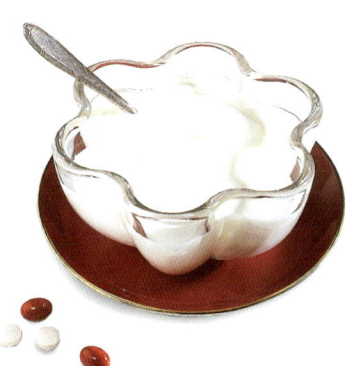

Naturjoghurt unterstützt und stabilisiert die natürliche Darmflora.

Alle Präparate erhalten Sie in der Apotheke.

Damit führen Sie stabile und für den Darm besonders wertvolle Kulturen von Lactobacillus und Bifidumbakterien zu.
- Morgens nüchtern 1 Teelöffel Colibiogentropfen, Mutaflor oder Symbioflor einnehmen. Diese Präparate enthalten Kolibakterien, die die Darmflora aufbauen.
- 3mal täglich 2 Kapseln Schwarzkümmelöl.
- 3mal 3 Enzymdragees mit Papayaenzym und Ananasenzym. Enzyme entschlacken und stabilisieren die Darmflora.

Schönheit für Haut und Haare

»Natürliche Schönheit kommt von innen.« Diese Weisheit ist nicht nur den Werbefachleuten bekannt. Von jeher gehörte zur Schönheitspflege von außen auch Gesundheit von innen. Ein gesunder Körper weist eine glatte, reine Haut, klare Augen, glänzende Haare und feste Fingernägel auf. Bei hormonellen Störungen, etwa während der Schwangerschaft oder Pubertät, bei Streß und Mangel an Mineralien oder Vitaminen verlieren Haut, Haare und Nägel schnell ihr gesundes Aussehen.
Mit der Schönheitskur von innen wird der Körper mit den Substanzen versorgt, die er für ein gesundes, strahlendes Aussehen benötigt.
▶ Führen Sie die Kur 2 bis 4 Wochen durch.
Sie steigern den Erfolg, wenn Sie auf eine gesunde, ballaststoffreiche Ernährung achten und sich viel an der frischen Luft bewegen.

Einflüsse von außen und innen.

So wirkt die Kur

Die Inhaltsstoffe des Schwarzkümmels wirken harmonisierend auf das Hormonsystem und die Stoffwechselvorgänge; sie entgiften und regen die Zellen zur Erneuerung an. Die im Öl enthaltenen Spurenelemente und Vitamine sind besonders wichtig für ein gesundes Aussehen. Eine zusätzliche Einnahme von B-Vitaminen, Mineralien und Enzymen fördert die Schwermetallentgiftung und gleicht eventuell vorhandene Mängel aus.

Schönheit für Haut und Haare

PRAXIS 81

▶ Wenn Sie die Nahrungsergänzungsmittel nach der Kur weiterhin regelmäßig einnehmen wollen, reduzieren Sie bitte die Dosis auf die jeweils empfohlene Langzeitdosierung (Schwarzkümmelöl 3mal 1 Kapsel, Enzyme 2mal 1 bis 2 Dragees, 1mal Vitamine).

Kuranleitung

▶ Nehmen Sie täglich folgende Nahrungsergänzungsmittel über den Tag verteilt ein:
- Schwarzkümmelöl, 3mal 2 Kapseln
- Vitamin B 12-Komplex als Dragees
- Biotin und Beta-Karotin (in verschiedenen Multivitaminpräparaten enthalten)
- ein Zinkpräparat; Zink bindet Quecksilber und andere Schwermetalle an sich und aktiviert körpereigene Enzyme
- ein Selenpräparat; Selen stärkt den Haarwuchs, wirkt als Radikalenfänger und hilft, den Körper von Schwermetallen wie Cadmium, Blei und Quecksilber zu entgiften
- Enzyme; die Kombination von Papayaenzym, Ananasenzym und Pankreatin hat sich besonders bewährt

▶ Zusätzlich zur Schönheitskur von innen können Sie noch eine Haarkur durchführen.

Mit diesen Präparaten fördern Sie eine Entgiftung und gleichen Mängel aus.

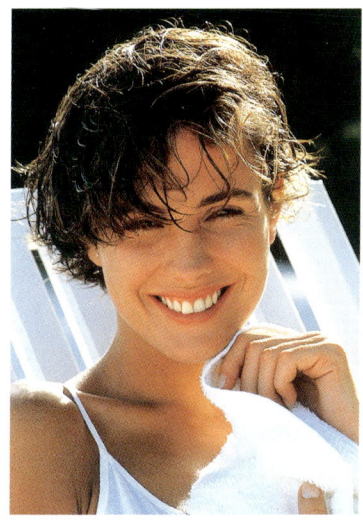

Natürliche Schönheit durch gesunde Haare

Haarkur

Diese Kur kräftigt den Haaransatz, verbessert die Haarstruktur und beruhigt juckende, empfindliche Kopfhaut. Das Haar erhält einen seidigen, glänzenden Schimmer, mehr Volumen und läßt sich gut frisieren.

- Bei hell- bis mittelblondem Haar sollte wegen der dunklen, leicht tönenden Eigenfarbe des Schwarzkümmels lieber ein anderes Öl benutzt werden.

Alternativ: Weizenkeim- oder Mandelöl

Haarkur-Mischung

Schwarzkümmelsamen	1 EL
Rucolasaft (aus dem Reformhaus)	1 EL
Apfelessig	1 EL
Olivenöl	100 ml

Kuren für Ihr Wohlbefinden

▶ Den feingemahlenen Schwarzkümmelsamen mit dem Rucolasaft vermischen und 10 Minuten ziehen lassen. Apfelessig und Olivenöl dazugeben und verrühren, dann in eine saubere Plastikflasche füllen.

▶ Haare und Kopfhaut 2 Wochen lang täglich abends mit der Haarkur wie folgt behandeln.

Die Haarkur 2 Wochen lang anwenden.

- Je nach Haarlänge etwa 1 bis 3 Eßlöffel auf Haar und Kopfhaut verteilen und gründlich einmassieren. Die Kur etwa 20 Minuten einwirken lassen. Dazu wickeln Sie am besten ein Stück Folie um die Haare und den Kopf und legen ein Handtuch darüber. Durch die Körperwärme können die Inhaltsstoffe ihre Wirkung besser entfalten.
- Danach die Haare wie gewohnt waschen und gründlich ausspülen.
- Verreiben Sie nach dem Trocknen ein wenig Schwarzkümmelöl in den Händen und fahren Sie sich locker durch die Haare.

Extra-Tip

Für die tägliche Haarwäsche können Sie auch Ihrem Shampoo Schwarzkümmelöl zufügen: In 250 ml Shampoo wird 1 Eßlöffel Schwarzkümmelöl verrührt.

Straffung des Gewebes

Unter Zellulitis und Reiterhosenbeinen leiden Millionen von Frauen. Dabei wird das Fett im Körper bevorzugt an den Oberschenkeln abgelagert. Besteht zusätzlich noch eine Bindegewebsschwäche, können die Fettpölsterchen die Oberhaut nach außen drücken. Kleine Dellen und Hügel zeichnen sich an Po und Oberschenkel ab, und es bildet sich die sogenannte Orangenhaut. Bindegewebsschwäche ist leider angeboren und verschlimmert sich besonders bei starker Gewichtszunahme und Bewegungsarmut. Auch Haltungsfehler beim Sitzen wie übereinandergeschlagene Beine fördern Zellulitis.

Haltungsfehler und Übergewicht verstärken Zellulitis.

▶ Viele Cremes und Lotionen werden gegen dieses Leiden angeboten, doch sind sie allein wenig erfolgversprechend.

- Hier können nur eine Stärkung des Gewebes von innen, Fettreduzierung, Massagen und spezielle Gymnastik helfen.
- Eine Hautmassage mit Schwarzkümmelöl pflegt und strafft zudem die Haut, regt den Stoffwechsel an und damit auch den Abtransport von eingelagertem Wasser und Fetten.

PRAXIS
Entwässerungskur

Massageöl

Schwarzkümmelöl	100 ml
Aloe-Vera-Öl	20 ml oder
Aloe-Vera-Gel	30 Tr.
Jojobaöl	60 ml
Ätherische Öle:	
Niaouli	5 Tr.
Kanuka	5 Tr.
Zypresse	10 Tr.
Lavendel	10 Tr.

Eine hochwertige Mischung mit Teebaumölen …

▶ Die Öle werden gemischt und in eine gut verschließbare Flasche gefüllt, damit sich die wirkungsvollen ätherischen Öle nicht verflüchtigen.

▶ Führen Sie jeden Morgen eine Trockenbürstenmassage durch und verteilen Sie anschließend das Öl mit sanften, kreisenden Bewegungen auf den Problembereichen.

…und Lavendelöl

Das Öl kann keine Wunder bewirken, doch es regt die Durchblutung und die Stoffwechselvorgänge an; dadurch wird das Gewebe gestrafft und entschlackt.

▶ Stellen Sie auch Ihre Ernährung um (siehe Diät im Kapitel »Entwässerung«) und sorgen Sie für genügend Bewegung. Schwimmen und Fahrradfahren eignen sich besonders zur Straffung der Problemzonen an Oberschenkeln, Po und Armen.

▶ Auch eine Entwässerung kann zur Gewebestraffung beitragen. Dazu bietet sich nach der Schönheitskur die Entwässerungskur an.

Ergänzende Maßnahmen

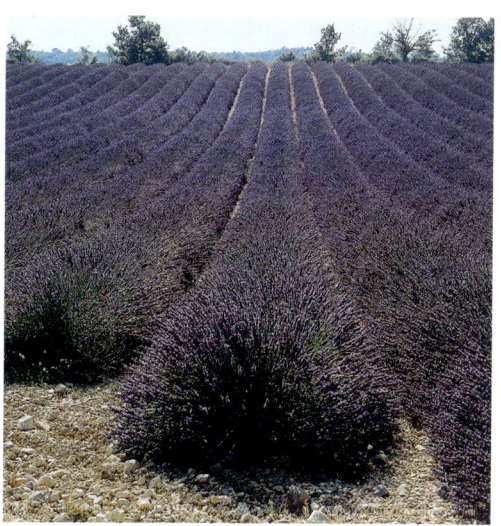

Entwässerungskur

Eine Entwässerung entgiftet nicht nur den Körper, sondern entlastet auch den Darm, strafft das Bindegewebe und verschönert Haut, Haare und Nägel. Ihr gesamtes Wohlbefinden wird gesteigert. Es empfiehlt sich, neben der Kur-Einnahme eine spezielle Diät durchzuführen (siehe Kasten Seite 85). Mit weiteren Maßnahmen wie Sport und Saunabesuchen wird die Entwässerungskur sinnvoll ergänzt.

Kuren für Ihr Wohlbefinden

Bitte beachten Sie

Eine Entwässerungskur ist kein geeignetes Mittel, um abzunehmen. Durch das Ausschwemmen des eingelagerten Gewebswassers entsteht zwar eine kurzfristige Gewichtsabnahme, da die Fettzellen jedoch unberührt bleiben, findet keine wirkliche Gewichtsreduzierung statt.

▶ Bei einer Entwässerung müssen die ausgeschwemmten Schlacken- und Giftstoffe entsorgt werden, was die Niere sehr stark belastet. Daher müssen Sie während der Kur sehr viel Flüssigkeit zu sich nehmen. Trinken Sie pro Tag je nach Gewicht 3 bis 4 Liter, zum Beispiel stilles Mineralwasser, verdünnte Säfte und Kräutertee.

Trinken Sie während der Kur 3 bis 4 Liter täglich.

Und so wirkt die Kur

Die Entwässerungskur basiert auf einer Einnahme von Schwarzkümmelöl und -samen, Enzymen sowie entwässerungstreibenden Tropfen und Tees. Diese Kombination fördert optimal die Entschlackung der Gewebe und den Lymphefluß, über den die Giftstoffe abtransportiert werden.

- Enzyme bauen Schlacken ab, stärken das Immunsystem, fördern die Wasserausscheidung und den Lymphefluß.

So wirken Enzyme

- Schwarzkümmelöl fördert die Entschlackung und Entgiftung, reguliert die Verdauung und regt Stoffwechselvorgänge an.
- Die Tees und besonders der Schwarzkümmelsamen wirken stark harntreibend.

Kuranleitung

▶ Nehmen Sie über einen Zeitraum von 2 Wochen folgende Nahrungsergänzungsmittel über den Tag verteilt ein:
- Enzyme – achten Sie darauf, daß das Enzympräparat Bromelain (Ananasenzyme) und Papain (Papayaenzyme) enthält.
- Entwässerungstropfen
- 3mal 2 bis 3 Kapseln Schwarzkümmelöl

▶ Außerdem 2mal täglich 1 Teelöffel ungemahlene Schwarzkümmelsamen zuführen und 3mal täglich 1 Tasse wassertreibenden Tee trinken. Es eignen sich Tees aus Brennessel, Schachtelhalmkraut, Birkenblättern oder Goldrutenkraut.

Kurpräparate

Ergänzend: Samen und Tees

Ergänzende Maßnahmen

Neben dieser Kur sollten Sie mindestens 2 Wochen lang eine Diät durchführen, bei der vor allem folgende Lebensmittel auf dem Speiseplan stehen:

Entwässerungskur

PRAXIS 85

Diese Lebensmittel fördern die Entgiftung und Entschlackung.

- Kartoffeln
- Avocado
- Hirse, Gerste
- Broccoli
- Sauerkraut
- Champignons
- Bananen
- Spinat
- Spargel

All diese Lebensmittel sind besonders reich an Kalium, Kupfer, Silicium, Ballaststoffen, Zink und Selen.

▶ Auch *Ballaststoffe* sollten Sie ausreichend zuführen, denn sie entschlacken und entgiften den Darm. Decken Sie Ihren täglichen Bedarf an Ballaststoffen am besten zur Hälfte durch Vollkornprodukte, zur anderen Hälfte durch Obst, Gemüse, Hülsefrüchte und Salat. Im Schwarzkümmelsamen sind übrigens ebenfalls Ballaststoffe vorhanden; verwenden Sie ihn auch deshalb vermehrt in Ihrer Küche.

Gemüse und Vollkornprodukte spenden die wichtigen Ballaststoffe.

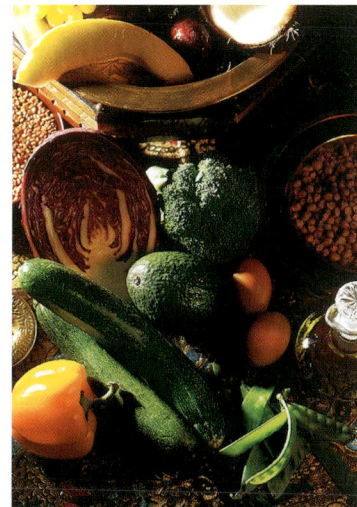

Achten Sie auf die richtige Ernährung.

▶ Zusätzlich unterstützen Sie die Entwässerungskur, wenn Sie während dieser Zeit viel Sport treiben und zweimal pro Woche in die Sauna gehen. Dabei wird die Schweißsekretion angeregt und damit auch die Entschlackung der oberen Hautregionen gefördert. Beide Maßnahmen stärken nicht zuletzt das Immunsystem. Die Saunabesuche sollten Sie auch nach der Kur weiter durchführen.

- Und denken Sie daran, pro Tag 3 bis 4 Liter Flüssigkeit zu trinken.

Wichtige Mineralien für Ihre Kur

- *Kalium* hilft, überflüssiges Wasser auszuschwemmen und die Darmmuskulatur zu stärken.
- *Kupfer* stärkt das Bindegewebe.
- *Silicium* festigt das Bindegewebe und stärkt Haare und Fingernägel.
- *Zink* und das im Schwarzkümmel enthaltene Selen schützen vor freien Radikalen und binden Schwermetalle.

Kuren für Ihr Wohlbefinden

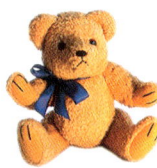

Immunkur für Kinder

Gerade in der feuchtkalten Jahreszeit sind viele Kinder häufig erkältet. Diese Infektionen bei Kindern sind völlig normal und noch kein Grund zur Beunruhigung.

Die Abwehr natürlich unterstützen

Worauf Sie achten sollten

In dieser »infektreichen Zeit« können Sie die Abwehrkräfte Ihres Kindes auf natürliche Weise stärken, indem Sie ihm täglich frisches Obst und Gemüse mit einem hohen Anteil an Vitaminen geben und für viel Bewegung an der frischen Luft sorgen. Außerdem sollten Sie auf eine optimale Versorgung mit Mineralien und mehrfach ungesättigten Fettsäuren achten.

● Schon eine niedrige Dosierung von Schwarzkümmel, je nach Alter 1 bis 3mal 1 Kinderkapsel, kann das Immunsystem Ihres Kindes nachweislich unterstützen.

● Bei den ersten Anzeichen einer Infektion können Sie 5 Tage lang eine hohe Schwarzkümmelmenge (je nach Alter 3mal 1 bis 2 Kapseln) geben.

● Wenn Ihr Kind jedoch schon fiebert, arbeitet das Immunsystem bereits auf vollen Touren und wird durch die Gabe von stimulierenden Mitteln unter Umständen abgelenkt. Geben Sie dann bitte nur die Normaldosis.

Wenn der Infekt schon da ist

Wann braucht Ihr Kind eine Immunkur?

Etwas anderes ist es, wenn Ihr Kind auch während des ganzen Jahres ständig krank ist, sich dauernd lustlos und müde

Das kindliche Abwehrsystem

Kinder sind besonders anfällig gegenüber ansteckenden Krankheiten. Das liegt zum einen daran, daß ihr noch »unerfahrenes« Immunsystem erst trainiert werden muß, um effektive Abwehrreaktionen starten zu können. Zum anderen trägt der kindliche Organismus noch kaum Gedächtniszellen von überstandenen Erkrankungen in sich.
Kinder sollten daher leichte Infekte möglichst ohne medikamentöse Hilfe, insbesondere ohne Antibiotika durchmachen, damit Abwehrzellen geschult und neue Gedächtniszellen gebildet werden und sich das Immunsystem von Grund auf aufbauen kann. Bei lebensbedrohlichen Krankheiten darf allerdings auf eine Antibiotikatherapie nicht verzichtet werden.

PRAXIS
Immunkur für Kinder 87

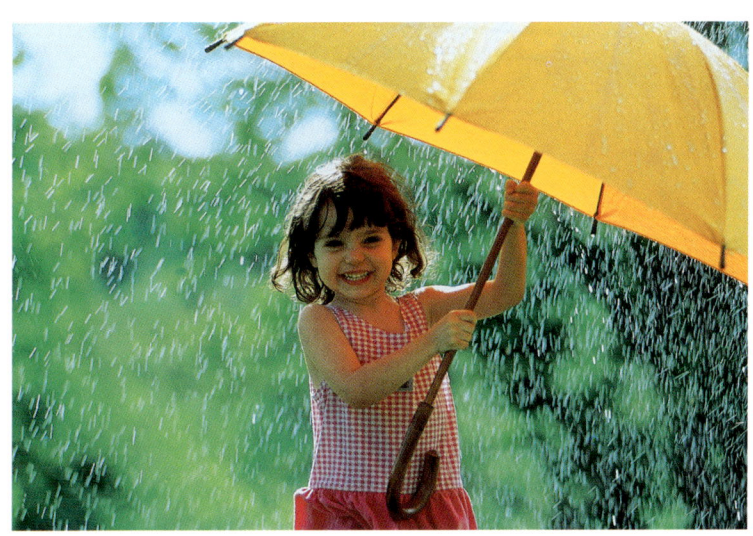

Mit der Immunkur gestärkt durchs ganze Jahr

fühlt. Dann sollten Sie seinem Immunsystem einen kräftigenden Schub geben.
Die folgende Kur stärkt nicht nur das kindliche Abwehrsystem, sondern auch seine Darmflora und gleicht eine mögliche Unterversorgung mit Vitaminen und Mineralien aus.

Kuranwendung

▶ Geben Sie Ihrem Kind die jeweils empfohlene Menge der folgenden Nahrungsergänzungsmittel. Die genaue Dosierung richtet sich nach Alter und Gewicht des Kindes. Im Zweifelsfall lassen Sie sich von Ihrem Kinderarzt oder Ihrem Apotheker beraten.

Achten Sie auf die Packungsbeilage.

- Multivitamine
- Calcium Brausetabletten
- Colibiogen infantibus steigert die Abwehrkräfte des Darmes
- Schwarzkümmelöl
- Kolostral, ein Nahrungsergänzungsmittel aus der ersten Milch der Kuh, die gekalbt hat, stärkt das Immunsystem.

▶ Die Kur sollte etwa 4 bis 6 Wochen lang durchgeführt werden, allerdings nur dann, wenn Ihr Kind ganz gesund ist. Nach Abschluß der Kur sollten Sie Ihrem Kind am besten weiterhin regelmäßig Schwarzkümmelöl geben, damit sein Immunsystem optimal arbeiten kann. Dann ist Ihr Kind auch langfristig vor Infektionen geschützt.

Nur durchführen, wenn Ihr Kind momentan gesund ist.

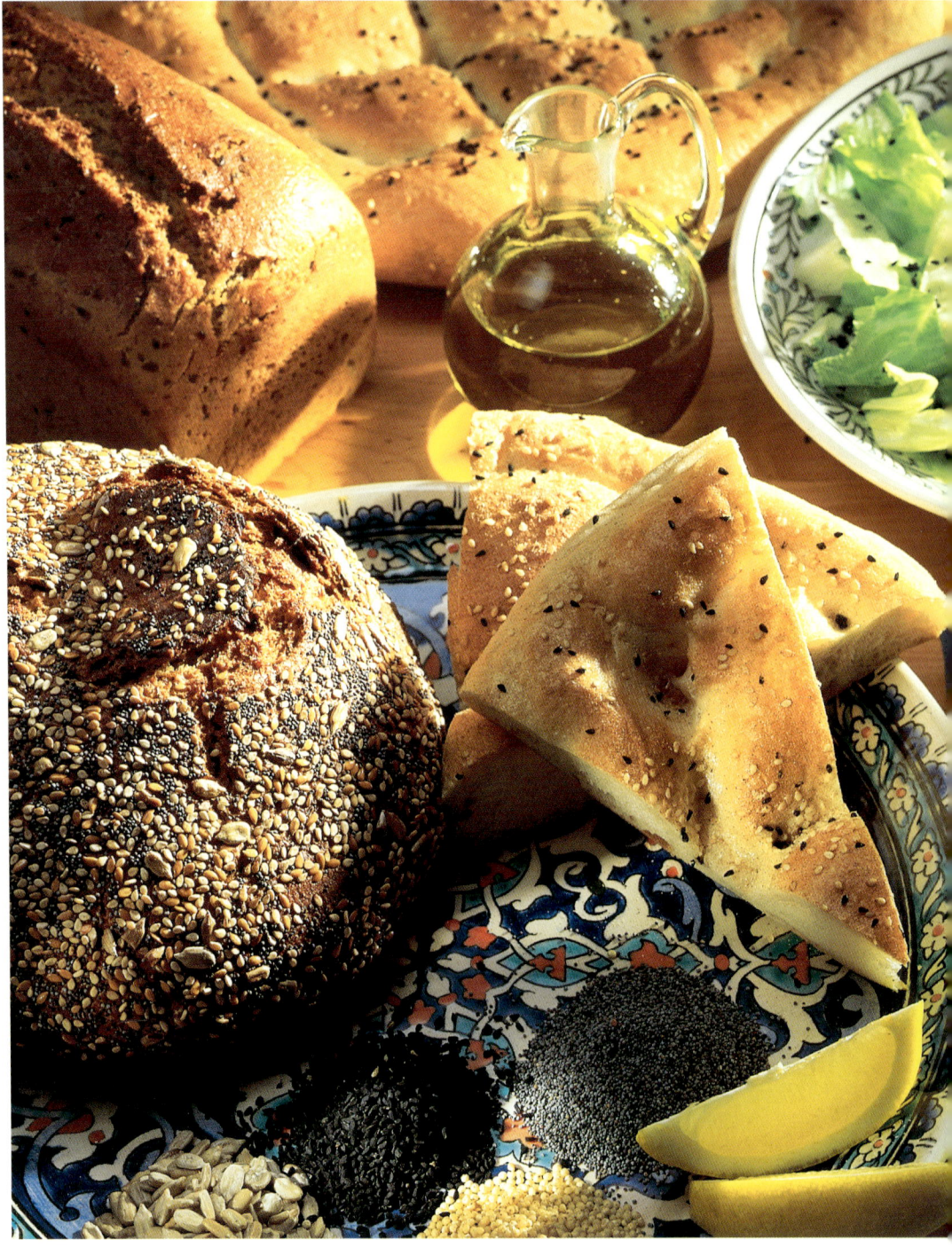

Ein Hauch von Orient

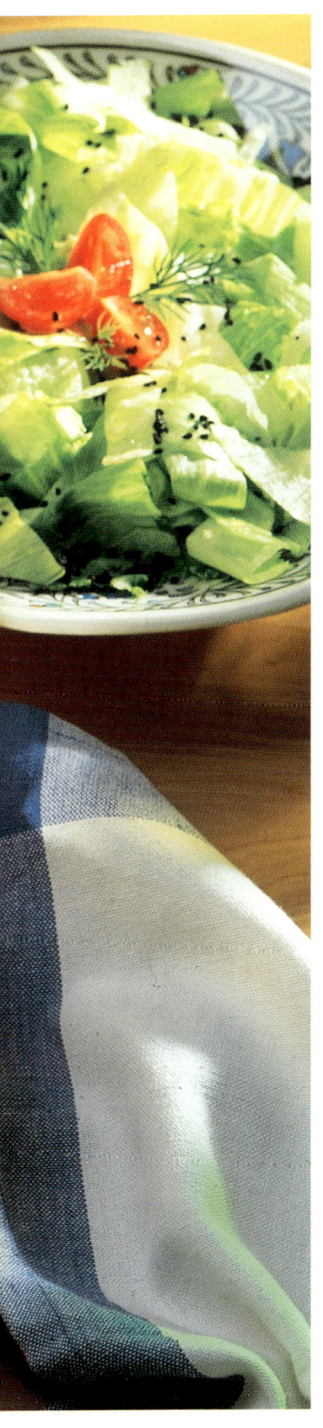

Bisher haben wir uns mit der heilenden Wirkung des Schwarzkümmels beschäftigt. Nun sollen auch seine kulinarischen Vorzüge hervorgehoben werden. Die orientalische Küche kennt Schwarzkümmel als ein Gewürz, das nicht nur viele Speisen köstlich aromatisiert, sondern auch auf angenehm milde Weise die Verdauung fördert. Sie finden auf den folgenden Seiten eine kleine Auswahl an leckeren Rezepten, mit denen Sie Ihre Kochkünste bereichern können. Lassen Sie Ihrer Phantasie freien Lauf und variieren Sie auch in Ihrer alltäglichen Küche Gerichte mit Schwarzkummel.

Brot und kalte Gerichte

Die folgenden zwei Brotrezepte stammen aus der »Fritz Mühlenbäckerei« in München und sind exklusiv in diesem Ratgeber wiedergegeben. Die Zutaten erhalten Sie im Naturkostladen, im Reformhaus oder im Laden der Fritz Mühlenbäckerei. Wir empfehlen, die Gewürzsamen und das Mehl aus biologischem Anbau zu kaufen, dann erhalten Sie ein gesundes, vollwertiges Brot.
Die Herstellung eines Sauerteigbrotes erfordert allerdings etwas Übung; verzweifeln Sie also nicht, wenn Ihr Brot beim ersten Mal noch nicht perfekt geworden ist.

▶ Die Rezepte beinhalten einen Vorteig, der lange stehen muß (Teigführung). Stellen Sie den Vorteig am Vorabend her und lassen Sie ihn über Nacht an einem warmen Ort, etwa neben der Heizung oder im Heizungskeller, mit einem Tuch abgedeckt stehen.

● Die Gewürzmischung, die in den Hauptteig eingearbeitet wird, muß jeweils 1 bis 2 Stunden in Wasser quellen.

Kamut-Leinsamenbrot

Kamut ist ein Urweizengetreide, das Sie im Naturkostladen oder in einer Vollwertbäckerei erhalten. Sie können es sich dort mahlen lassen. Alternativ können Sie auch Dinkelmehl verwenden.

Zutaten für einen Laib von 750 g

Vorteig
160 g Kamutmehl, alternativ Dinkelmehl
160 ml Wasser
15 g Roggen-Backferment (oder ein anderer Natursauerteig, zum Beispiel Vitam-Sauerteigextrakt)
Gewürzmischung
33 g Leinsaat (Samen)
50 ml Wasser
2 g Schwarzkümmelsamen
Hauptteig
300 g Vorteig
250 g Kamutmehl
200 ml Wasser
10 g Salz

Zubereitung

Die Zutaten für den Vorteig am Vorabend mit dem Knethaken verrühren. Den Vorteig etwa 12 Stunden bei 27 °C stehen lassen.
Am nächsten Tag die Gewürzmischung 1 Stunde im Wasser quellen lassen. In der Zwischenzeit den Hauptteig herstellen und an einem warmen Ort (im leicht angeheizten Backofen oder auf der Heizung) stehen lassen. Nach 1 Stunde die Gewürzmischung mit dem Wasser zum Hauptteig geben und gleichmäßig unterkneten. Den Teig in eine gefettete Kastenform geben und darin nochmals 1 Stunde ruhen lassen. 15 Minuten vor Ende der Teigführung den Herd auf die höchste Temperatur (Elektro 250 bis 280 Grad, Gas Stufe 7 bis 8) vorheizen. Das Brot 10 Minuten bei 250 Grad anbacken. Dann auf 200 Grad (Gas Stufe 6) herunterschalten und weitere 50 Minuten backen. Kurz auskühlen lassen und das Brot aus der Form lösen.

Steinofenbrot

Zutaten für einen Laib von 750 g

Vorteig
180 g Roggenschrot
9 g Roggen-Backferment (oder ein anderer Natursauerteig)
180 ml Wasser
Gewürz- und Saatenmischung
2 g Schwarzkümmelsamen
3 g Mohn
3 g Leinsaat
6 g Sesam
3 g Sonnenblumenkerne
7 g Hirse
20 ml Wasser
Hauptteig
360 g Vorteig
260 g Kamutmehl
180 ml Wasser
10 g Salz

Zubereitung

Den Vorteig am Vorabend zubereiten und 15 Stunden bei 26 C° stehen lassen. Die Zutaten der Gewürzmischung verrühren und 2 Stunden quellen lassen. In der Zwischenzeit den Hauptteig herstellen und an einem warmen Ort stehen lassen. Nach 1 Stunde die aufgequollenen Samen dazugeben und gut unterkneten.

Extra-Tip

Sie können Schwarzkümmelsamen jedem beliebigen Brot- oder Brötchenteig in gemahlener oder ungemahlener Form beimischen. 2 Gramm auf 1 Pfund Mehl genügen, um dem Gebäck ein würziges Aroma zu verleihen. Außerdem können Sie Ihr Selbstgebackenes, nach dem Vorbild des beliebten türkischen Fladenbrots, mit den Samen bestreuen.

Den Teig in eine gefettete Kastenform geben und darin nochmals 1/2 Stunde ruhen lassen. Den Herd auf die höchste Temperatur vorheizen (Elektro 250 bis 280 Grad, Gas Stufe 7 bis 8). Nun den Teig wieder aus der Form nehmen und auf ein gefettetes Backblech oder einen Backstein legen, in den vorgeheizten Ofen schieben und 10 Minuten anbacken. Dann den Herd auf 200 Grad (Gas Stufe 6) herunterschalten und das Brot weitere 50 Minuten fertigbacken.

Gurken-Joghurt-Dip

Zutaten

1 Salatgurke
1 feingehackte Zwiebel
1 TL Schwarzkümmelsamen
1 EL Sonnenblumenöl
Pfeffer
1/2 TL Salz
1 Becher Naturjoghurt
1/2 Becher Creme fraiche
frischer feingehackter Dill

Zubereitung

Die Gurke schälen und grob raspeln. Den Samen in einer Pfanne kurz anrösten und vom Herd nehmen. Zuerst die Zwiebeln, dann den Joghurt, die Gurke und die restlichen Zutaten unterheben. Kräftig würzen und mit Dill bestreuen. Den Dip zu Rohkost oder Weißbrot reichen.

Schwarzkümmel als Salatgewürz

Sie können jeden Salat mit Schwarzkümmel verfeinern. Wenn Ihnen der Geschmack des Öls zu intensiv ist, rühren Sie 1 Teelöffel Samen in das Dressing.

Raffinierte Hauptgerichte

Reispfanne mit Putenbrust

Zutaten für 2 Personen

Reis
1 Tasse Reis
etwa 2 1/2 Tassen Wasser
1 EL Tomatenmark
1 Prise Salz
Gemüsepfanne
200 g Putenbrust
1 rote und 1 grüne Paprika
1 Fleischtomate
2 Zucchini
100 g Sojasprossen
Zitronensaft
1 zerdrückte Knoblauchzehe
1 1/2 EL Schwarzkümmelsamen
1 Tasse Parmesan
1 Prise Salz
frisch gemahlener Pfeffer
getrocknetes Basilikum
Pflanzenfett zum Anbraten

Zubereitung

Den Reis mit dem Wasser, dem Salz und dem Tomatenmark aufsetzen. 1 Minute aufkochen und dann 16 bis 20 Minuten bei niedriger Hitze ziehen lassen.

In der Zwischenzeit die Putenbrust in Streifen schneiden und 3 bis 5 Minuten bei großer Hitze anbraten. Den Schwarzkümmelsamen und Knoblauch dazugeben und kurz mitbraten. Den Pfanneninhalt in eine Schüssel geben und beiseite stellen. Zucchini in Scheiben schneiden und in heißem Öl kurz anbraten; sie sollen noch Biß haben. Zu dem Fleisch legen. Wenn Sie einen Wok benutzen, können Sie die gegarten Zutaten nach oben an den Rand schieben.
Als nächstes die gewürfelte Paprika zugedeckt etwa 5 Minuten in der Pfanne garen und die letzten 2 Minuten die Sojasprossen mitdünsten. Das Fleisch-Zucchinigemisch wieder in die Pfanne geben und alles noch einmal kurz erhitzen.
Mit Zitronensaft, Basilikum, Salz und Pfeffer kräftig abschmecken. Zum Schluß den Reis und den Parmesankäse unterheben und nochmals abschmecken.

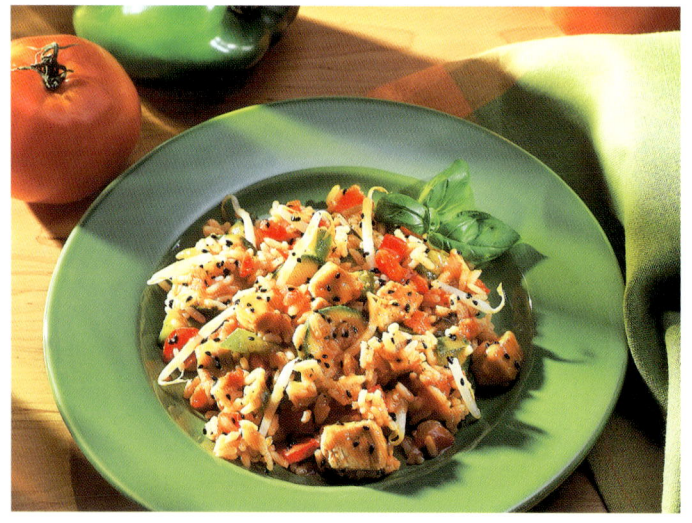

REZEPTE
Kartoffelauflauf

Hackfleischsoße
Zutaten für 2 Personen

400 g Hackfleisch
2 rote Paprikaschoten
1 Zwiebel
1 Knoblauchzehe
1 EL Schwarzkümmelsamen
1 Prise Salz
1 TL rote Pfefferkörner
1/2 Tasse Sahne
1/2 Tasse Weißwein
1 bis 2 Tassen Gemüsebrühe

Zubereitung

Das Hackfleisch in einer Pfanne auf höchster Stufe anbraten, würzen und beiseite stellen. Die Zwiebel fein hacken, im Bratensaft mit dem zerdrückten Knoblauch und den Schwarzkümmelsamen kurz anrösten. Mit geschlossenem Deckel 10 Minuten bei mäßiger Hitze ziehen lassen. Die Paprika fein würfeln und 10 Minuten mitdünsten. Das Hackfleisch untermischen, Wein und Sahne dazugeben, mit den zerdrückten Pfefferkörnern und Salz abschmecken und nochmals 15 Minuten leicht köcheln lassen.
Die Soße schmeckt hervorragend zu Pellkartoffeln und Fladenbrot.

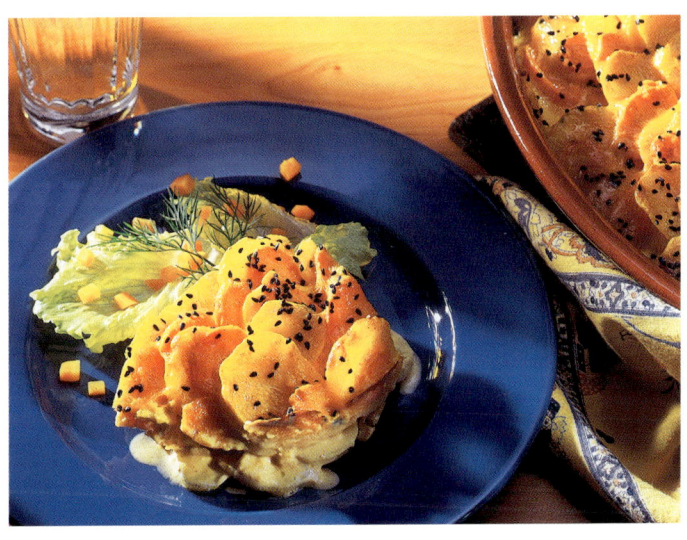

Kartoffelauflauf
Zutaten für 2 Personen

8 festkochende Kartoffeln
2 Karotten
1 EL Schwarzkümmelsamen
1 TL Salz
1/2 TL Gelbwurz
1/2 TL Rosenpaprika
1/2 l Gemüsebrühe
1 Becher Schmand
150 g Gouda zum Reiben

Zubereitung

Die Kartoffeln und Karotten in Scheiben schneiden. Die Gewürze kurz in der Pfanne mit Fett erhitzen, Kartoffeln und Karotten darin wenden und anrösten. Mit der Gemüsebrühe ablöschen. Bei geschlossenem Deckel etwa 20 Minuten garen lassen. Schmand unterheben und in eine Auflaufform geben. Den geriebenen Gouda und die Schwarzkümmelsamen darüber streuen und im Backofen oder auf dem Tischgrill kurz überbacken, bis der Käse goldgelb ist.

Zum Nachschlagen

Bücher, die weiterhelfen

Zu Schwarzkümmel

Luetjohann, Sylvia, *Das große Schwarzkümmel-Handbuch*; Windpferd, Aitrang

Simonis, Anne, *Das Schwarzkümmel-Praxisbuch*; Scherz, Bern u.a.

Hilfe bei Beschwerden

(Alle Bücher aus dem Gräfe und Unzer Verlag, München)

Bachmann, Dr. med. Robert M., *Vitalkur für den Darm*.

Collier, Dr. med. Renate, *Wie neugeboren durch Darmreinigung*.

Flade, Dr. med. Sigrid, *Neurodermitis natürlich behandeln* und *Allergien natürlich behandeln*.

Kauter, Dr. med. Hartwig, *Sprechstunde Allergien*.

Kraske, Dr. med. Eva-Maria, *Candida – natürliche Hilfe bei Darmpilzen*.

Lecheler, Dr. med. Josef, *Sprechstunde Asthma*.

Schmidt, Sigrid, *Immunsystem schützen und gezielt stärken*.

Naturheilmittel und Ernährung

(Alle Bücher aus dem Gräfe und Unzer Verlag, München)

von Braunschweig, Ruth, *Teebaum-Öle. Heilkraft für Körper und Seele*.

Illies, Angelika, Dr. med. Eva-Maria Kraske, *Candida – Richtig essen bei Pilzinfektionen*.

Küllenberg, Bernd, *Apfelessig & Co. Heilkräfte aus der Natur*.

Mühleib, Dr. Friedhelm, *Fit, schön und gesund – Vitamine*.

Pahlow, Mannfried, *Der große GU Ratgeber Heilpflanzen*.

Werner, Monika, *Der große GU Ratgeber Ätherische Öle*.

Adressen, die weiterhelfen

Arbeitsgemeinschaft Allergiekrankes Kind e.V.
Hauptstr. 29
35745 Herborn

Bundesverband Neurodermitiskranker in Deutschland e.V.
Postfach 1405
56154 Boppard

Deutscher Allergie- und Asthmabund e.V.
Hindenburgstr. 110
41061 Mönchengladbach

Bezugsquellen und Herstellernachweise

Schwarzkümmelkapseln und -öl erhalten Sie in Apotheken und Reformhäusern. Das Öl gibt es auch in speziellen Naturkosmetikläden. Die Samen können Sie in der Apotheke bestellen, sie stehen aber auch bei den Gewürzen in gut sortierten Reformhäusern. Naturkostläden bieten Samen aus kontrolliertem Anbau an (auch Kamut, Rettichsamen, Bockshornkleesaat und Anis). Alantwurzel erhalten Sie in Kräuterspezialgeschäften.

Aromara GmbH
Albtalstr. 24b
79837 St. Blasien
(Reformhaus)

Genius Versand
Haus Angelmodde 10
48074 Münster
(Versandhandel)

Gewürzmühle Brecht,
Ottostr. 1
76344 Eggenstein
(Schwarzkümmelsamen)

PHYT-IMMUN GmbH
Ismaningerstr. 65
81675 München
(Ägyptisches Schwarzkümmelöl, Apotheke)

Tierra Verde
Postfach 8128
72742 Reutlingen
(Ägyptisches Schwarzkümmelöl, Apotheke)

Sachregister

Abgeschlagenheit 51
Abwehrreaktion 14, 86
Abwehrschwäche 14, 20, 41 f.
Abwehrzellen 15, 17 ff., 22, 24, 26, 86
Adrenalin 22
Ägypten 8
Aids 20
Akne 55 ff.
Aknesalbe 56 f.
Allergene 44, 55
Allergien 24, 36, 43 ff.
Anbau 12
Antibiotika 25, 86
Antigene 17 f.
Antikörper 15, 17 ff., 29
Antioxidantien 27 f., 65
Anwendung, äußerliche 38 f.
 – innerliche 34 ff.
Apfelessig 40
Arteriosklerose 24
Asthma 9, 36, 48 ff.
Asthmatee 50
Ätherische Öle 10, 25 f.
Atopien 43
Autoaggressive Immunreaktion 20

B-Zellen 18
Bakterien 17 f., 52
Ballaststoffe 85
Bauchschmerzen 61
Blähungen 63
Bluthochdruck 24
Blutzuckerspiegel 26, 67
Botenstoffe 15, 17
Bronchitis 53
Brotrezepte 90 f.
Brustöl 51

Candida-Diät 63, 79
Cholesterin, erhöhter Wert 65 f.
Chronische Erkrankungen 36
Creme gegen Hautpilz 60

Darm (Immunorgan) 15
Darmflora 15, 63, 79

Darmpilz 46, 49, 62 f., 64, 77
Darmsanierung 76 ff.
Diabetes Mellitus 66 f.
Diabetesöl 67
Diabetiker 40
Distreß 22
Dosierung 36, 40
Durchblutungsstörungen 20

Ekzeme 57 f.
Entgiftung 40, 77, 84
Entwässerungskur 83 ff.
Enzyme 26 f., 77, 81 ff.
Erkältungskrankheiten 36, 42, 51 ff.
Ernte 12
Eustreß 22

Fenchel-Schwarzkümmeltee 62
Fettsäuren – mehrfach ungesättigte 10, 15, 24, 65
Fieber 17, 51, 52
Folsäure 27
Freie Radikale 24
Freßzellen 17 f., 29, 65

Gedächtniszellen 18, 29, 86
Gelenkschmerzen 38
Gesichtsdampfbad 57
Gewichtsabnahme 20
Gliederschmerzen 51, 68

Haarkur 81 f.
Haltbarkeit 33
Hämorrhoiden 64
Haut (Immunorgan) 15
Hauterkrankungen 55 ff.
Hautpflege 55, 78
Hautpilz 59 f.
Heilpflanzenkunde 13
Herkunftsland 8, 11, 33
Herpes 20
Herzinfarktrisiko 24
Heuschnupfen 45
Histamin 24, 24, 43, 44
HIV-Virus 20
Honig mit Bockshornklee 69
Hormone 15, 22
Hormonstörungen 68 ff.

Hormonsystem 24
Husten 53

Immunblockade 20, 23
Immungedächtnis 18
Immunglobuline 16
Immunkomplexe 18, 20, 68
Immunkur für Kinder 86 f.
Immunschwäche 19, 86
Immunsystem 10, 14 ff., 24, 28, 40, 66, 86 f.
 – Einflüsse 21
 – Überreaktion 23, 43, 48, 55, 68
Impotenz 70
Infekt, grippaler 51 ff.
Infektanfälligkeit 20
Inhalation 37 f.
Inhalationsmischung 51
Intervalltherapie 42

Kapseln 35
Killerzellen 19
Kinderdosis 37
Kinderkapseln 35
Kinderkrankheiten 18 f.
Knochenmark 15 f.
Kochrezepte 90 ff.
Kopfläuse 60
Körperöl 48
Körperpflege 38, 81
Kortison 22, 44
Krebszellen 18
Kreislauferkrankungen 27
Kreuzkümmel 10
Kümmel 10

Leukozyten 17
Lunge 15
Lymphbahnen 17
Lymphknoten 15 f.

Magen-Darm-Beschwerden 61 ff.
Makrophagen 17
Mallorca-Akne 44 f.
Mandeln 16, 18
Massageöl 83
Menstruationsbeschwerden 70 f.

Zum Nachschlagen

Milz 15 f., 18
Mineralien 15, 35, 55, 85, 87
Muskelverspannungen 38

Nahrungsergänzungsmittel 25, 43, 75, 80ff.
Nahrungsmittelallergie 43 f., 47, 63
Nasenöl 52
Naturheilkunde 13
Nervensystem 24
Neurodermitis 9, 24, 36, 38, 43, 46 ff., 57
Nigella sativa 11
Normaldosis 35 f., 41

Ohrenschmerzen 39, 54
Ölgewinnung 12
Ölkapseln siehe Kapseln
Ölsud 39
Ozonisiertes Schwarzkümmelöl 39

Pilzbefall 20
Pilze 17, 52
Potenzstörungen 70
Psyche 22

Radikalenfänger 27 f.
Raffinade 12
Rheuma 68

Säureschutzmantel 15, 55
Schlafstörungen 20
Schleimhäute 15
Schnupfen 52
Schnupfenvirus 19
Schönheitskur 80 ff.
Schulmedizin 13
Schuppenflechte 58
Schwangerschaft 37
Schwarzkümmel
 – ägyptischer 11, 41
 – Inhaltsstoffe 23
 – Wirkungen 29
Schwarzkümmel-Apfelessig 48
Schwarzkümmel-Asche 64
Schwarzkümmelauszug 59
Schwarzkümmelcreme 58
Schwarzkümmelhonig 50

Schwarzkümmelmilch 61
Schwarzkümmelöl 32 f., 34, 38
Schwarzkümmelpaste 60 f.
Schwarzkümmelprodukte, Lagerung 33
Schwarzkümmelpulver 71
Schwarzkümmelsamen 32, 34
Schwarzkümmelsorten 11
Schwarzkümmeltee 37
Selbstbehandlung 13, 40
Selen 28, 29 f., 65, 81
Sexuelle Unlust 20
Spezialhonig 66
Stärkungsmischung 70
Stoffwechselkrankheiten 65 ff.
Stoßtherapie 36
Streß 22, 55, 64, 68

T-Zellen 18 f.
Teefasten 78
Thrombose 24
Thymusdrüse 15 f., 27
Tiere 13
Türkei 11

Überreaktion siehe Immunsystem
Umweltgifte 28
Unfruchtbarkeit 69
Unterdrückerzellen 19
Unterzuckerung 40

Viren 17 f., 52
Vitamine 10, 15, 26 f., 35, 55, 86 f.
Vitaminpräparate 43, 80, 87
Volksmedizin 9

Wundheilung 24

Zellen 24, 27 f.
Zellteilung 24
Zellulitis 81
Zink 29, 85
Zivilisationskrankheiten 13
Zuckerkrankheit 66 f.

Impressum

© 1998 Gräfe und Unzer Verlag GmbH, München
Alle Rechte vorbehalten. Nachdruck, auch auszugsweise, sowie Verbreitung durch Film, Funk und Fernsehen, durch fotomechanische Wiedergabe, Tonträger und Datenverarbeitungssysteme jeder Art nur mit schriftlicher Genehmigung des Verlages.

Redaktion: Doris Birk
Lektorat: Ilonka Kunow
Bildredaktion: Christine Majcen-Kohl

Fotos: Reiner Schmitz; Bärchen: Susanne Reinichs

Weitere Fotos: AKG: Seite 8; Bavaria: Seite 36 (Stock Image), Seite 69 (FPG), Seite 75 (FPG); Christian Dahl: Seite 47; GU-Archiv: Seite 78; Manfred Jahreiß: Seite 71; Jahreszeitenverlag: Seite 16; Lox/Bergmann: Seite 49; Mike Masoni: Seite 72; Pictor: Seite 85; Hans Reinhard: Seite 2, 6/7, 12, 45, 67, 83; Christophe Schneider: Seite 79; Kai Stiepel: Seite 66; Tony Stone: Seite 42 (P. Correz), Seite 81 (C. Harvey)

Layout und Umschlaggestaltung: Heinz Kraxenberger
Produktion: Ina Hochbach
Satz: Easy Pic Library
Lithos: PHG-Lithos
Druck: Appl
Bindung: Sellier

ISBN 3-7742-3775-1

Auflage	4.	3.	2.	1.
Jahr	2001	2000	1999	1998